SingLiesel

MIX
Papier aus verantwortungsvollen Quellen
FSC® C014138
FSC
www.fsc.org

Satz: Martin Janz, Freiburg i.Br.
Umschlaggestaltung: Martin Janz, Freiburg i.Br.
Druck: FINIDR, Czech Republic

ISBN: 978-3-948106-69-0

www.singliesel.de

Bildnachweise: © Dipl.-Ing (FH) Bernd Kiefer Master of Arts; außer S. 28, 83, 125, 127, 147, 150 © SingLiesel GmbH, Karlsruhe; S. 38, 78, 90, 91, 94, 95, 101, 110, 124, 178 © shutterstock.com

Alle in diesem Buch aufgeführten Aktivierungsangebote sind aus der jahrelangen Anwendung und Erprobung in der Praxis entstanden. Bei jeder Aktivierung, bei jeder Übung sind die Biografie und die Grundbedürfnisse jedes einzelnen Menschen zu berücksichtigen. Die Empfindsamkeit sowie die herabgesetzte Mobilität bei bettlägerigen Menschen sind mit höchster Sensibilität zu beachten. Nicht jedes Beschäftigungsangebot passt zu jedem Menschen. Die Autorin und der Verlag haften nicht für etwaige Personen- oder Sachschäden.

Anja Böttcher-Kiefer

Kurzaktivierungen für Bettlägerige

50 ausgewählte Beschäftigungsangebote
für Wahrnehmung, Bewegung
und Gedächtnis

Inhalt

Vorwort ... 7
Ansätze zur Aktivierung von bettlägerigen Menschen ... 8
Vorbereitung, Atmosphäre, Begrüßung und Anleitung ... 12

Aktivierung über Sinnesstimulation, Anregung der Wahrnehmung

Leicht und luftig ... 18
Sommer, Baden, Wasserball ... 21
Teddybär und Hund ... 24
Knopfdruck und das Buch singt ... 28
Entspannen und Träumen ... 31
Frühlingserwachen – Von der Knospe bis zur Blüte ... 33
Die Natur ins Haus geholt ... 35
Farbenpracht ... 38
Das kommt mir bekannt vor ... 41
Hart/weich, grob/fein – Tastmemory ... 44
Hören, Sehen, Raten, Zuordnen ... 49
Beziehungsaufbau ... 53
Zuhören und genießen ... 58
Abgerundet ... 60

Aktivierung über Bewegung und Rhythmus, Automationen und Folgen

Tanzen ... 64
Balltraining ... 66
Frühsport ... 69
Leichter Schwung ... 72
Freude am Ballspiel ... 76
Das kleine Einmaleins ... 78
Zahlenkönig ... 80
Der frühe Vogel fängt den Wurm ... 82
Bube, Dame, König, Ass ... 84
Zahlensäckchen ... 87
Vom Strang zum Knäuel ... 90
Das Jahr ... 92

Aktivierung über Assoziationen – Ein Thema mit mehreren Elementen

Hänsel und Gretel ... 98
Unser Verein spielt ... 102
Im Garten ... 104
Ein Tag im Wald ... 107
Sommersonne ... 111
Herbstwind ... 115
Winterzauber ... 121
Schlagernacht ... 125

Aktivierung über den biografischen Ansatz

Häkeln, sticken, stricken ... 132
Garn, Knopf, Fingerhut ... 135
Schneiderei ... 138
Schraube, Mutter, Schraubenschlüssel ... 141
Feld, Wiese, Hof ... 144
Das gelingt immer! ... 147
Rätselspaß ... 149
Tierfreunde ... 151
Ein Tag in Stuttgart ... 153
Film und Fernsehen ... 155
Erinnerung ... 159
Ein Abend am Kamin ... 161

Kreativangebote – Die besondere Aktivierung für bettlägerige Menschen

Blütenzauber ... 166
Teamarbeit ... 169
Schwammdruck ... 174
Lieblingsfotos ... 177

Die Autorin ... 180

Vorwort

Mit Kurzaktivierungen und Beschäftigungsangeboten für bettlägerige Menschen leisten Sie einen bedeutsamen Beitrag zum Erhalt und zur Steigerung der Lebensqualität betroffener Personen. Sie fördern die Kommunikation, vermitteln Freude, schaffen soziale Kontakte und ermöglichen Teilhabe.

Beim alltäglichen Umgang, der täglichen Betreuung sowie der regelmäßigen Aktivierung und Beschäftigung ist eine hohe Sensibilität den betroffenen Personen gegenüber notwendig. Dies ist jeden Tag eine neue Herausforderung.

Der Lebensraum sowie der Lebensmittelpunkt eines bettlägerigen Menschen sind beschränkt auf das Bett und die darum befindliche Räumlichkeit. Oftmals verursachen chronische oder fortschreitende Krankheiten zunehmende Bewegungsbeeinträchtigungen bis hin zur Bewegungsunfähigkeit. Die Wahrnehmung der Umwelt sowie die Eigenkörperwahrnehmung verändern sich. Daraus resultierend können schreckhaftes Verhalten, z.B. bei unerwarteten Geräuschen, erhöhte Berührungsempfindlichkeit, aber auch Rückzug oder Angst auftreten. Die eigene herabgesetzte Handlungsfähigkeit, die Benötigung fremder Hilfe, die ständige Abhängigkeit verursachen bei den meisten Betroffenen erhöhten psychischen Leidensdruck, vermindern das Selbstwertgefühl und führen nicht selten zu Traurigkeit oder Depression. Krankheitsbedingt können sich nicht alle Betroffenen verbal äußern, andere befinden sich in einem schläfrigen Zustand und schaffen es nicht, die Augen zu öffnen. Die Kontaktaufnahme und Kommunikation erschweren sich dadurch zusätzlich, und so stehen Sie vor der nächsten Herausforderung, die Sie meistern wollen. Diese Situationen sind Ihnen sicher nicht fremd, und Sie könnten bestimmt noch einiges aus Ihrem Betreuungsalltag hinzufügen ...

Dieses Buch ist aus dem ergotherapeutischen Behandlungsalltag mit schwerstgeschädigten und bettlägerigen Menschen entstanden. Die praktischen Anregungen mit den dazugehörigen Anleitungen sollen Sie in Ihrer Arbeit mit bettlägerigen Menschen unterstützen und Ihnen diese erleichtern.

Ich wünsche Ihnen und den Menschen, die Sie begleiten, viel Freude bei den Kurzaktivierungen!

Ihre Anja Böttcher-Kiefer

Ansätze zur Aktivierung von bettlägerigen Menschen

Sie haben verschiedene Möglichkeiten, ein Aktivierungsangebot zu gestalten. Die in diesem Buch beschriebenen fünf Ansätze sind angelehnt an Konzepte aus der Ergotherapie. Sie sind abgewandelt und angepasst als Aktivierungsangebote für Betreuungskräfte bei bettlägerigen Menschen.

Aktivierung über Sinnesstimulation, Anregung der Wahrnehmung

Dieser Ansatz zur Aktivierung beinhaltet die Reizsetzung über die Sinne, d.h., die Aufnahme von Sinnesreizen, deren Verarbeitung und deren motorische Anpassungsreaktion (Antwort) werden angeregt. Die Reizsetzung in einer Aktivierung kann z.B. über das Sehen, Hören und Tasten stattfinden. Durch Krankheit, z.B. bei fortgeschrittener Demenz, kann der komplexe Prozess von Reizaufnahme, Weiterleitung und Verarbeitung im Gehirn gestört oder verändert sein. Dies könnte zur Folge haben, dass die Reaktion der Person auf mein Reizangebot anders ausfällt, als ich es erwarte. Wir beobachten die Mimik, die Gestik und achten auf verbale Äußerungen: ein Lächeln, ein Blick, eine Handbewegung oder ein paar gesprochene Worte sowie Lautäußerungen.

Die Anregung über das Riechen möchte ich hier besonders hervorheben. Bedenken und beachten Sie bitte beim gezielten Einsetzen von Düften und Duftstoffen, dass die Verknüpfung und die darauffolgende Reaktion nicht Ihrer Vorstellung entsprechen. Das Riechen ist krankheitsbedingt bei einigen bettlägerigen Menschen verändert. Die verminderte Reizsetzung bei Bettlägerigkeit führt oftmals zu Überempfindlichkeit. Auf Gerüche, welche als nicht angenehm wahrgenommen werden, können Reaktionen folgen, die von Unwohlsein über erhöhte Muskelspannung, erhöhten Speichelfluss bis hin zu Erbrechen reichen. Ist die Riechwahrnehmung in ein komplexes Thema eingebaut, wie z.B. Frühling oder Garten, dann steht sie nicht allein im Vordergrund, sondern ist eingebettet, und Sie regen mehrere Wahrnehmungsbereiche an.

Wir passen uns an und bieten individuell ausgewählte Reize an, um die Wahrnehmung, die Bewegung und das Gedächtnis bestmöglich zu erhalten und zu fördern. Wir unterstützen, schaffen Wohlbefinden, vermitteln Freude und Erfolgserlebnis, steigern den Selbstwert und somit die Lebensqualität. Im Vordergrund jeder Aktivierung steht der einzelne Mensch mit seinen Bedürfnissen.

Aktivierung über Bewegung und Rhythmus, Automationen und Folgen

Hier nutzen wir rhythmische Bewegungen und automatisierte Bewegungsabläufe. Das Gehen und Treppensteigen sind automatisierte Bewegungsabläufe. Das Hin- und Herbewegen eines Bügeleisens oder das Rühren in einem Topf sind automatisierte Handlungen. Über diesen Ansatz erreichen wir die eine oder andere Personen mit Störungen der Gedächtnisfunktion.

Melodische verbale Anleitung und rhythmisches Mitzählen können die ausführenden Bewegungen unterstützen und bestärken. Automationen und Folgen sind Ihnen z.B. in Form von Sprichwörtern, Reimen, Aufzählungen und Zahlenreihen bekannt. Sie wurden einst gelernt, oft wiederholt, gespeichert und sind automatisch – ohne darüber nachzudenken – abrufbar.

Wir erhöhen den inneren Antrieb, steigern die Motivation, schaffen Erfolgserlebnisse und vermitteln Sicherheit. Das Selbstwertgefühl wird bestärkt und Wohlbefinden nimmt zu.

Aktivierung über Assoziationen – Ein Thema mit mehreren Elementen

Assoziationen sind Gedankenverbindungen, Gedankenverknüpfungen, die Sie zur Aktivierung nutzen können. Gerne gebe ich Ihnen dazu ein Beispiel.

Mein Thema ist: „Kleine und große Städte“. Fast jeder Mensch hat sofort eine Verbindung dazu: Berlin und Frankfurt sind große Städte, in Berlin steht das Brandenburger Tor, der große Flughafen ist doch in Frankfurt, ich wäre gerne mal nach Wien gefahren. Aus einer Verknüpfung entsteht die nächste, und schon haben Sie einen Austausch. Das Gedächtnis ist angeregt.

Passend dazu bereiten Sie zur Stimulation über das Sehen und das Tasten zwei bis drei Materialien oder Gegenstände zum Zeigen und Anfassen vor. Sie könnten zum Ausklang noch ein Lied oder stimmige Musik zum Thema vorspielen, ergänzt durch verschiedene Bewegungsassoziationen.

Sie haben jetzt zur Aktivierung ein Thema mit mehreren Elementen vorbereitet: Gedächtnis, Wahrnehmung und Bewegung. Sie können die Elemente Ihres gewählten Themas individuell auf eine Person anpassen oder auch erweitern.

Aktivierung über den biografischen Ansatz

Mit diesem Ansatz haben Sie die Möglichkeit, bettlägerige Menschen über Erlebnisse, Geschehnisse oder wichtige Stationen aus ihrem Leben zu aktivieren. Der Ansatz über die Biografie setzt voraus, dass Sie sich Informationen aus dem Leben der betreffenden Person beschaffen. In stationären Einrichtungen gibt es zu den meisten Bewohnerinnen und Bewohnern einen ausgefüllten Biografie-Fragebogen mit wichtigen Informationen. Im ambulanten Bereich bekommen Sie Informationen durch Gespräche mit der betreuenden Person oder durch Angehörige sowie andere Berufsgruppen. Auch bei indirekten Gesprächen profitieren Sie von den zwischen den Zeilen gesprochenen Worten.

Haben Sie Informationen über Vorlieben, Interessen, Hobbys oder Beruf, können Sie die Aktivierung planen. Diese besteht dann nicht nur aus einem Gespräch, sondern Sie wählen Materialien, Tätigkeiten, Handlungen und Spiele, welche mit der Biografie der Person verbunden sind.

Wichtig dabei ist, zu berücksichtigen, dass wir keinen Negativfaktor schaffen bzw. dass wir versuchen, Negativität zu vermeiden. Sie könnten den Ansatz über die berufliche Tätigkeit wählen, wenn dieser Aspekt in den gegebenen Informationen positiv heraussticht. Wurde jemand wegen Krankheit frühzeitig aus dem Beruf gerissen, könnte dies eine negative Erinnerung hervorrufen, und die Aktivierung wird womöglich abgelehnt. Dann gibt es die Möglichkeit, einen anderen biografischen Abschnitt zu wählen – oder Sie aktivieren über einen anderen Ansatz. Im Mittelpunkt steht immer das Wohlbefinden der betreffenden Person.

Kreativangebote – Die besondere Aktivierung für bettlägerige Menschen

Etwas anfertigen und kreativ gestalten, um es zu verschenken und somit anderen eine Freude zu machen oder um damit das eigene Zimmer zu verschönern, hat für bettlägerige Menschen einen besonderen Stellenwert. Eine eigene Idee einfach umzusetzen oder schnell mal ins Kaufhaus zu gehen, um ein Geschenk zu besorgen, ist ihnen leider selbstständig nicht möglich, und so ist die betroffene Person auf Hilfe angewiesen.

Mit einem kreativen Angebot ermöglichen Sie der Person, eine Geburtstagskarte zu gestalten, kleine Geschenke zu fertigen und die eigene Räumlichkeit zu verschönern. Ein Erfolgserlebnis wird geschaffen, Freude wird vermittelt und das Selbstwertgefühl wird gesteigert. Ein kreatives Angebot sollte gut und strukturiert vorbereitet sein. Ein Geschenk zu fertigen, kann sich auch über mehrere Aktivierungseinheiten erstrecken.

Ein Kreativangebot ist eine Teamarbeit mit Freude. Ein Bild, eine Grußkarte, ein Schlüsselanhänger oder eine Wanddekoration mit persönlichen Fotos können in Gemeinschaft hergestellt werden und Freude und Stolz hervorrufen.

Vorbereitung, Atmosphäre, Begrüßung und Anleitung

Bei einem Aktivierungsangebot für bettlägerige Menschen sollten Sie gut vorbereitet sein. Der Ablauf ist geplant, und die benötigten Materialien für das Angebot haben Sie bei sich.

Das Aktivierungsangebot

Zur Förderung der Selbständigkeit und zur Steigerung des Selbstwertgefühls können Sie die Möglichkeit nutzen, eine kleine Auswahl zu schaffen, indem Sie vorbereitetes Material für ein zweites Angebot mitbringen und beides anbieten. Die Person hat so die Möglichkeit, selbst zu wählen und selbst zu entscheiden. Voraussetzung ist, dass die betreffende Person Ihnen sagen kann, was sie wählt, oder Ihnen Zeichen durch Mimik oder Gestik gibt und Sie diese wahrnehmen und aufgreifen. Bei bettlägerigen Menschen, welche Desinteresse zeigen, eine Aktivierung ablehnen oder bei denen Sie selbst erkennen, dass dies nicht das richtige Aktivierungsangebot ist, tut es gut, wenn Sie noch schnell eine Alternative aus der Tasche zaubern.

Natürlich gilt es hier, individuell zu entscheiden. Die eine oder andere Person wäre mit dem Wählen zwischen zwei Angeboten vielleicht überfordert oder könnte aufgrund von geistigen Einschränkungen nicht wählen. Passen Sie sich dementsprechend an.

Die Materialauswahl

Für die Auswahl Ihres Aktivierungsangebots mit den dazugehörigen Materialien beschaffen Sie sich bitte bestmögliche Informationen. Besprechen Sie mit Kolleginnen und Kollegen und dem Fachpersonal, ob im Umgang sowie bei der Materialwahl Besonderheiten zu berücksichtigen sind.

Bei Menschen, welche Gegenstände spontan zum Mund führen oder gar in den Mund stecken, besteht erhöhte Gefahr des Verschluckens. Wenn Sie Vorabinformationen eingeholt haben, sind Sie vorbereitet und vermeiden es, kleine Gegenstände einzusetzen.

Die Begrüßung

Die Aktivierung beginnt mit dem Betreten des Zimmers, in dem sich die Person befindet. Sie klopfen an die Tür, bevor Sie das Zimmer betreten. So kündigen Sie sich an und zeigen Respekt für die Privatsphäre. Sie gehen mit angemessenem Tempo Richtung Bett und sprechen dabei ein paar Worte. Sie bereiten somit die Person auf Ihr Näherkommen vor. Begrüßen Sie nun die Person mit Namen, mit Blickkontakt und, je nach Empfindsamkeit, mit Körperkontakt.

Sie versuchen zunächst, den Blickkontakt aufzunehmen.

Wichtig ist, dass Sie Körperkontakt erst einmal über eine Hand aufnehmen (die Hände sind „Körperenden") und danach über die Schulter. So vermeiden Sie, dass überempfindliche Personen erschrecken und die erste Reizaufnahme als unangenehm empfinden. Die Berührung und Kontaktaufnahme über die Schulter signalisiert Zuneigung und wird meistens als angenehm empfunden. Bitte halten Sie dennoch den ersten Berührungskontakt, vor allem bei fremden Personen, nur ein paar Sekunden.

Achten Sie auf Ihre Stimmlage, den Tonfall und die Lautstärke, mit der Sie auftreten. Eine zu laute Begrüßung kann Bettlägerige erschrecken, der Muskeltonus erhöht sich, und die Personen ziehen sich in sich zurück. Sie schließen vielleicht die Augen, und man erkennt an der Mimik die Anspannung.

Sie passen sich individuell an. Eine Begrüßung mit angemessener Lautstärke und ruhiger, zugewandter Stimm- und Tonlage gibt der Person die Chance, Sie wahrzunehmen und sich auf Sie einzulassen. Sie stellen sich Ihrem Gegenüber vor, teilen der Person mit, was Sie vorhaben, und bereiten die Aktivierung vor.

Der Raum und die Position im Bett

Zur Vorbereitung gehört es auch, sich im Zimmer umzusehen. Es sind vielleicht noch ablenkende Reize zu mindern oder abzuschalten. Dies könnte der laufende Fernseher sein oder grelles Sonnenlicht, welches die Person blendet. Wenn Sie den Fernseher ausschalten oder den Rollladen betätigen wollen, kündigen Sie zunächst an, was Sie vorhaben. Somit vermeiden Sie, die Person zu übergehen.

Sie bewegen den Nachttisch in eine für Sie angemessene Arbeitsposition, ziehen die Tischplatte heraus, bauen Ihr Material auf, begeben sich ans Bett und kündigen an, dass Sie das Bett verstellen möchten. Sie fahren das Bett hoch und stellen das Kopfteil auf die bestmögliche Position, sodass die Person mit Ihnen auf Augenhöhe ist und die Aktivierung durchführen kann.

Sollte die Person sich in Seitenlage befinden, bitten Sie das Pflegefachpersonal um Hilfe, sie in die bestmögliche Haltung für eine Aktivierung zu bringen. Befindet sich jemand in verstärkter Beugehaltung und das Kopfteil kann deshalb nicht hochgestellt werden oder die Person kann nicht in die Rückenlage gebracht werden, passen Sie Ihr Angebot dementsprechend an.

Sie ziehen die Nachttischplatte mit Ihren Materialien so an das Bett, dass die Person diese visuell registrieren kann. Sollte dies aufgrund überstreckter Kopfhaltung nicht gehen, ermöglichen Sie die bestmögliche Position, nehmen die einzelnen Materialien in die Hand und gehen damit vorsichtig in Richtung Blickfeld.

Die Aktivierung

Während der Aktivierung bleiben Sie präsent am Bett und in Sichtweite. Ihre Position kann sitzend oder stehend sein. Dies ist abhängig von Ihrer Körpergröße, der eingestellten Betthöhe und der Art des Aktivierungsangebots. Bei einer Aktivierung mit Bewegung können Sie im Stehen arbeiten. Dies kann den Antrieb und die Motivation unterstützen und steigern. Bei einem ruhigen Angebot mit Vorlesen empfiehlt es sich, zu sitzen. Wichtig ist es, die Gleichwertigkeit, die angemessene Augenhöhe zu berücksichtigen.

Ihre verbale Anleitung während der Aktivierung erfolgt in einer angemessenen Lautstärke mit zugewandter Stimm- und Tonlage. Das Tempo Ihrer Handlungsausführung ist angepasst an die zu aktivierende Person. Hektik, Stress und zu schnelle Handlungen können Unruhe, Missempfinden und eine erhöhte Körperanspannung verursachen. Ein angemessenes Tempo und die Anleitung durch Vor- und Mitmachen sind vor allem bei bettlägerigen Menschen zu berücksichtigen, die nicht sprechen, nicht hören oder nicht sehen können oder die eine verbale Anleitung nicht verstehen.

Die Rückmeldung

Die Rückmeldung einer Person durch Mimik, Gestik, Bewegungsreaktion und gesprochene Worte unterstützt Sie und erleichtert Ihnen die Anleitung und Ausführung der Aktivierung.

Merkzettel für den schnellen Überblick

- Aktivierungsangebot mit Anleitung und Material vorbereitet mitbringen
- vorher abklären, ob bei Einsatz kleiner Teile Gefahr besteht
- sich ankündigen durch Klopfen an die Tür
- die Person persönlich mit Namen begrüßen
- Blickkontakt aufnehmen (wenn möglich)
- körperlichen Erstkontakt zunächst behutsam über die Hände aufnehmen
- eigene Ton- und Stimmlage ist zugewandt, Lautstärke angemessen
- ablenkende Außenreize mindern, beseitigen, abschalten
- Nachttisch mit höhenverstellbarer, ausziehbarer Tischplatte vorbereiten
- Material in Sicht- und/oder Reichweite aufbauen
- Betthöhe und Kopfteil einstellen, um bestmögliche Haltung zu erreichen
- eigene Arbeitshaltung wählen: sitzend/stehend
- Augenhöhe herstellen = Gleichwertigkeit
- Tempo der Handlungsausführung an die Person anpassen
- auf Rückmeldung durch Mimik, Gestik, Sprache achten

Aktivierung über Sinnesstimulation, Anregung der Wahrnehmung

Leicht und luftig

Aktivierung mit Luftballons

Ein Luftballon bewegt sich durch seine Beschaffenheit wie von selbst. Seine Form, die Farbe, das dumpfe Geräusch beim Berühren sowie die verzögerte Bewegung geben uns Leichtigkeit und Wohlgefühl. Es kommt Freude auf, Antrieb und Motivation erhöhen sich und es zeigen sich spontane Bewegungsreaktionen. Es entsteht ein sofortiges Erfolgserlebnis, auch bei schwachen bettlägerigen Menschen.

Material

- 1–2 Luftballons in verschiedenen Farben, z.B. in Gelb, Grün
- 1 reißfeste Kordel oder Band
- Luftballonpumpe
- Desinfektionsmittel (wenn der Ballon mit dem Mund aufgepustet wird)

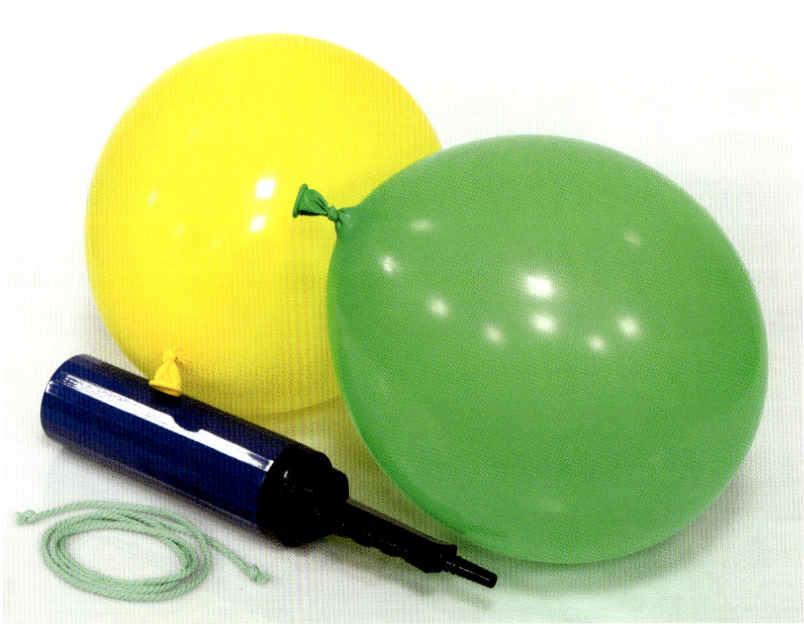

Schon durch das Aufpusten des Luftballons am Bett stimulieren Sie die Hörwahrnehmung. Durch das bekannte Geräusch können Erinnerungen geweckt und Verknüpfungen hergestellt werden.

Bitte vorab Hygienerichtlinien abklären: Darf der Ballon am Bett aufgepustet werden? Das Mundstück nach dem Aufpusten desinfizieren.

Ablauf

- Sie bringen ein bis zwei (ggf. aufgepumpte/aufgeblasene) Luftballons mit. Bitte nicht zu prall aufblasen, die Oberfläche sollte weich und etwas nachgebend sein.
- Nach Ihrer Begrüßung stellen Sie die Betthöhe und das Kopfteil ein, um die bestmögliche Haltung der Person zu erreichen. Dann nehmen Sie Ihre Position ein.
- Zeigen Sie einen der beiden Luftballons. Der zweite bleibt erst einmal in Reichweite liegen. Lassen Sie Ihrem Gegenüber ausreichend Zeit, um den Ballon über das Sehen zu erfassen.
- Bewegen Sie nun den Ballon behutsam in Sichtweite und mit angemessenem Abstand leicht hoch und runter oder hin und her.
- Beobachten Sie die Reaktion der Person. Entsteht ein Lächeln, öffnen sich die Augen, verfolgt der Blick den Ballon, bewegen sich die Hände oder wird Interesse durch Worte mitgeteilt? Dann verstärken Sie die Bewegungen und stupsen den Ballon an, bis er leicht fliegt.

Variante 1 Als Wachmacher und für die Freude am Spiel

- Nun spielen Sie den Ballon den Händen der Person zu. Selbst wenn der Ballon nicht aktiv zurückgespielt wird oder das Bewegungsausmaß der Hände nur ein paar Zentimeter ausmacht, regen Sie durch das wiederholte Zuspielen die Handbewegung und die Spontanreaktion an. Die Spielfreude wird gesteigert.
- Als besondere Herausforderung bringen Sie den zweiten Luftballon ins Spiel. Sie zeigen diesen und spielen der Person beide Luftballons zu. Das ganze Spiel wird jetzt lebendiger.
- Wenn das Spiel mit zwei Ballons zu viel oder zu anstrengend ist, dann bleiben Sie bei einem Ballon.

Variante 2 **Für Personen, die unkontrollierter zuspielen, aber auch für motorisch schwache Personen, die die Luftballons mehr mit den Augen betrachten**

- Sie knoten nach dem ersten Zuspielen ein Band an einen Luftballon, befestigen es am Bett oder Bettgriff und spielen den Luftballon der Person zu. Durch das Band wird eine andere Dynamik erzeugt – und egal, wie stark, wie schwach oder in welche Richtung der Luftballon sich bewegt, fällt er nicht vom Bett.

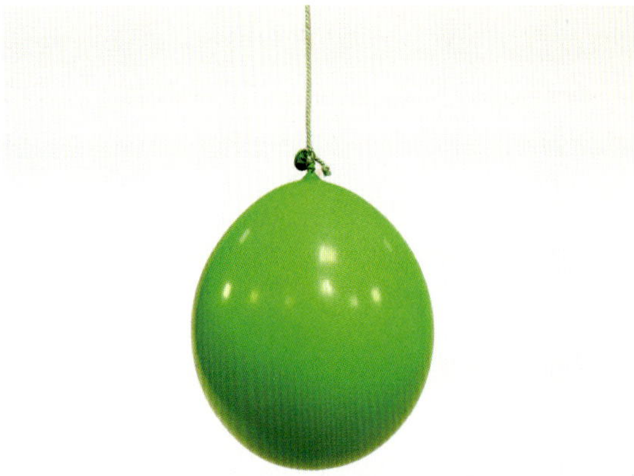

Bei beiden Varianten können Sie zusätzlich die Bewegung und Reaktion verstärken, indem Sie den Ballon von der Unterseite – etwas versteckt – mit einer Hand bewegen (herauslocken). So bekommt die Person ein Erfolgserlebnis, und Sie schaffen Freude. Den Spielspaß und die Motivation erhöhen Sie durch Zuspruch, Anfeuern und Lob.

Das Luftballonspiel eignet sich nicht für Personen mit erhöhtem Greifreflex sowie unkontrollierten kraftvollen Greifbewegungen. Sie könnten unerwartet fest zugreifen, sodass der Luftballon platzt. Das plötzliche laute Geräusch wäre ein zu starker Reiz und würde einen intensiven Schreckmoment auslösen. Die Folgen könnten Rückzug, Angst, erhöhte Muskelspannung oder verstärktes unruhiges Verhalten sein. Bitte beobachten Sie immer, wie die Reaktion auf Ihr Material ist. Es gibt vereinzelt auch Menschen, die Luftballons nicht mögen oder vielleicht in der Vergangenheit ein Negativerlebnis durch einen platzenden Ballon hatten und dadurch ängstlich sind.

Abschluss

- Sie können einen oder beide Ballons in Sichtweite aufhängen. Sie setzen damit nochmals einen optischen Reiz, und die Person kann die Freude am Spiel nachwirken lassen.
- Falls Sie die Luftballons wieder mitnehmen möchten, zeigen Sie diese abschließend noch einmal und verabschieden sich dann mit wedelnden Ballons.

Sommer, Baden, Wasserball

Sinnesstimulation mit Wasserball

Sommerzeit ist Badezeit. Das Spielen mit dem Wasserball gehört zu jedem Badeausflug dazu. Der Wasserball hat schöne Farben, besteht aus leichtem Material. Er verursacht also keine Schmerzen bei Berührung oder beim Zuspielen und er lässt sich leicht bewegen. Ein Wasserball in üblicher Größe wird über das Sehen wahrgenommen. Bei der Berührung entsteht ein spezielles Geräusch und so können auch Menschen, die nicht sehen können, den Wasserball wahrnehmen. Wie beim Luftballon können wir auch beim Wasserball auf Verknüpfungen bis in die Kindheit zurückgreifen. Antrieb und Motivation werden gesteigert, es entsteht Spielspaß und Freude.

Material

- 1 Wasserball (Größe 25–35 cm oder 30–40 cm)
- Ballpumpe
- Desinfektionsmittel (wenn der Ball mit dem Mund aufgepustet wird)

Wenn Sie den Wasserball mit dem Mund aufpusten, klären Sie zuvor die Hygienerichtlinien ab und desinfizieren Sie bitte das Mundstück.

Ablauf

- Sie begrüßen die Person, bereiten alles vor und zeigen den mitgebrachten Wasserball. Tun Sie dies bitte mit einem angemessenen Abstand und mit angepasstem Tempo.
- Greifen Sie mit Ihren Händen so an den Wasserball, dass die Person das Geräusch des Greifens wahrnehmen kann.
- Bevor Sie der Person den Ball geben oder zum Anfassen hinhalten, spielen Sie ihn 2- bis 3-mal hoch und fangen ihn wieder auf. Sie vermeiden dadurch, dass die Person bei zu flottem Zuspiel und zu lauten Geräuschen erschrickt.

Variante 1 Für Menschen, die aktive Bewegungen mit den Händen und Armen ausführen können

- Sie rollen den Wasserball über die Bettdecke und beobachten die Reaktion. Bei einer Bewegungsreaktion können Sie das Spiel ausweiten. Werfen Sie der Person den Wasserball behutsam zu und spielen Sie ihn mehrmals (1- bis 5-mal) hin und her.
- Nicht alle bettlägerigen Menschen schaffen es, zu fangen und zu werfen. Sie schubsen Bälle oftmals mit den Händen (mit dem Handrücken) zurück. In diesem Fall bleiben Sie beim Spiel durch Zurollen.

Variante 2 Für Menschen mit starken Bewegungseinschränkungen, demenziellen Erkrankungen und Menschen mit eingeschränkter, herabgesetzter Wachheit

- Sie lassen ein Viertel bis die Hälfte der Luft vom Wasserball ab.
- Nun bewegen und knautschen Sie ihn ein paarmal in ihren Händen, sodass die Person das Geräusch hören und die Bewegung sehen kann.
- Dann schieben Sie den Ball mit knautschenden Bewegungen unter die Arme oder zwischen die Hände der Person.

Bei geschlossenen Händen durch Versteifungen oder erhöhte Muskelspannung öffnen Sie bitte nicht die Hände der Person (um Verletzungen zu vermeiden). Sie passen sich an die mögliche Handstellung an und schieben den Ball vorsichtig auch zwischen Hände in Fauststellung.

- Wenn Sie den Wasserball zwischen die Hände geschoben haben, lassen Sie Zeit zum Ertasten und Spüren. Sie beobachten die Reaktion und unterstützen das Spiel durch Zuspruch. Indem Sie mit einer Hand von unten in den Wasserball greifen und ihre Hand dabei mehrmals öffnen und schließen, können Sie die Aktion unterstützen und die Bewegung erweitern. Mit dieser Art von Unterstützung erhöhen Sie das Erfolgserlebnis, da die Person sieht, dass sie es schafft, den Ball zu bewegen.

Abschluss

- Nehmen Sie den Wasserball vorsichtig aus den Händen und unter leichtem Bewegen langsam aus dem Sichtfeld.

Wenn Sie Ihre Hand oben auf den Wasserball legen, dann greifen Sie in die Handlung ein und nehmen der Person diese ab. Das Gefühl, etwas selbst ausführen zu können, würde dann vermindert sein. Bei Stimulation der Bewegung von unten erhöhen Sie das Selbstwertgefühl, da die Person sieht, dass sie den Wasserball selbst bewegt. Motivierende und lobende Worte unterstützen zusätzlich, und somit erhöht sich die Freude im gemeinsamen Spiel.

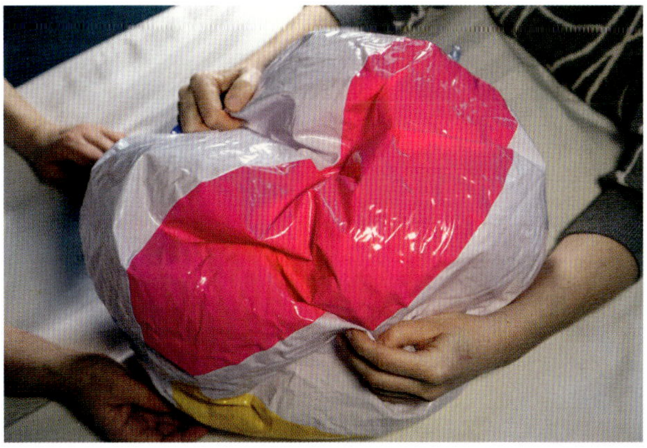

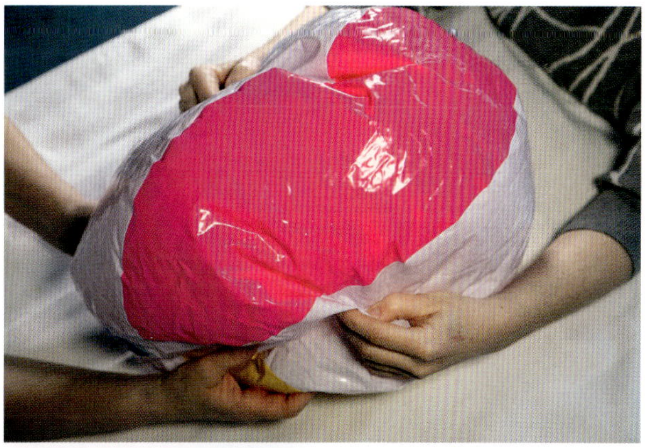

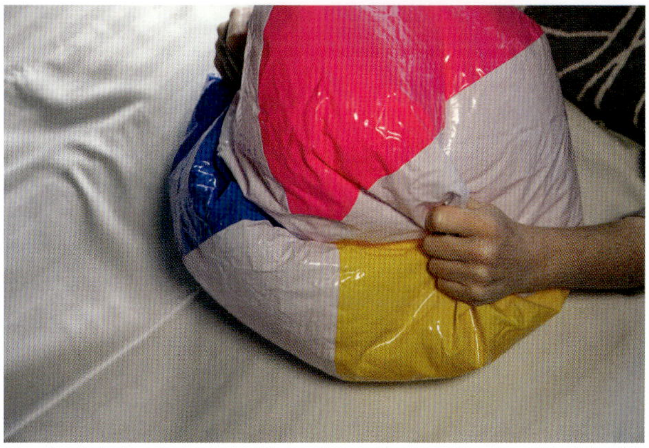

Teddybär und Hund

Körperwahrnehmung mit Kuscheltier

Mit einem Kuscheltier in unserer Nähe oder in unseren Armen fühlen wir uns wohl und geborgen. Es vermittelt Wärme, spendet Trost und gibt uns Sicherheit. Wir können einem Kuscheltier etwas erzählen und es umsorgen, indem wir ihm einen schönen Platz suchen, es zudecken, es streicheln oder gar an den Körper schmiegen. Der Umgang mit Kuscheltieren unterstützt die Beziehung zu sich selbst, auch bei Erwachsenen.

Material

- 1 Kuscheltier, z.B. Teddybär, Hund, Katze, Eule ...

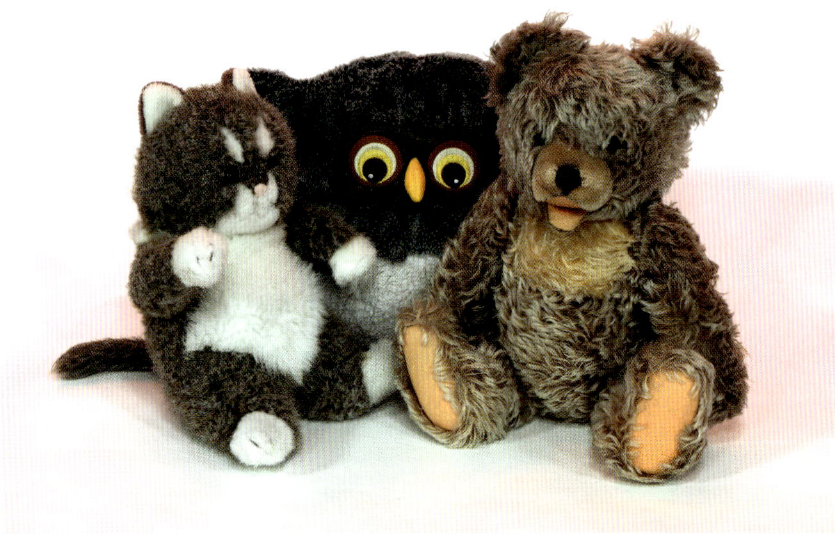

Bitte berücksichtigen Sie bei der Auswahl die Biografie und Vorlieben der jeweiligen Person und setzen Sie nach Möglichkeit das passende Kuscheltier ein. Hatte jemand einen Hund oder eine Katze? Liebt jemand Eichhörnchen? Hatte jemand einen Teddy? Wenn eine Person ein eigenes Kuscheltier hat, beziehen Sie es in Ihre Aktivierung mit ein.

Ablauf

Variante I Für Menschen, die keine Einschränkungen in ihrer Gedächtnisfunktion haben

- Sie begrüßen die Person, zeigen Ihr mitgebrachtes Kuscheltier und begleiten dies mit Ihren eigenen Worten. Schauen Sie sich um, ob die Atmosphäre im Zimmer stimmig ist. Sehen Sie ein eigenes Kuscheltier im Zimmer oder im Bett der Person, beziehen Sie dieses erst einmal durch ein Gespräch ein.

Möglichkeiten der Ansprache

- „Letztes Mal, als ich bei Ihnen war, habe ich gesehen, dass Sie eine kleine Katze im Bett haben. Die sieht kuschelig aus und hat einen lieben Blick. Darf ich sie mal streicheln?"
- „Ich habe heute ein Kuscheltier, eine Katze, mitgebracht und möchte sie Ihnen gerne vorstellen. Ich habe Ihre Katze auch schon entdeckt. Hat Ihre Katze einen Namen?"

- Nach der Einleitung durch ein kurzes Gespräch können Sie nun den Kontakt über die Hände durch Anfassen und Streicheln des mitgebrachten Kuscheltiers aufbauen. Wird das angenommen und Sie bekommen eine zugewandte Reaktion, legen Sie die Kuschelkatze in die Arme der Person, sodass diese sie an den Körper schmiegen kann. Durch Vorzeigen und Vormachen (Sie nehmen das Kuscheltier ebenfalls in die Arme) unterstützen Sie die zugewandte Handlung, vermindern Hemmungen und verstärken die Körperwahrnehmung und Beziehung.
- Das Gespräch während der Handlung können Sie natürlich aufbauen und erweitern:
  - „Mögen Sie Tiere?"
  - „Hatten Sie eine Katze?"
  - „Haben Sie noch ein Kuscheltier?"
  - „Ich mag Tiere."
  - „Ich hatte früher auch eine Katze."
  - „Zu Hause habe ich eine große Kuscheleule …"

Abschluss Um dieses Erlebnis nicht abrupt zu beenden, gehen Sie behutsam vor. Sie nehmen der Person vorsichtig das Kuscheltier aus den Armen und legen es ihr in die Hände, danach aus den Händen in Sichtweite. Begleiten Sie die Situation mit zugewandten Worten und verabschieden Sie sich. Haben Sie das eigene Kuscheltier der Person miteinbezogen, legen oder setzen Sie es an den Platz, an dem es die Person gerne hätte.

Variante 2 Für Menschen mit Störungen und Veränderungen in der Gedächtnisfunktion sowie Menschen mit demenziellen Erkrankungen

- Wie in der ersten Variante begrüßen Sie die Person, zeigen Ihr mitgebrachtes Kuscheltier und begleiten dies mit zugewandten Worten.
- Versuchen Sie, einen Blickkontakt der Person mit dem Kuscheltier zu erreichen.
- Dann bewegen Sie das Tier in Richtung der Hände der Person und ermöglichen den Kontakt über das Tasten und Fühlen.
- Beobachten Sie die Reaktion, und bleiben Sie in Ihrer Wortwahl und Stimmlage zugewandt. Unterstützen Sie den Kontakt durch kleine Bewegungen mit dem Kuscheltier über die Hände der Person, und verstärken Sie leicht das Anschmiegen an den Körper. Hat jemand die Augen geschlossen, lassen Sie die nötige Zeit zum Registrieren, zum Wahrnehmen.

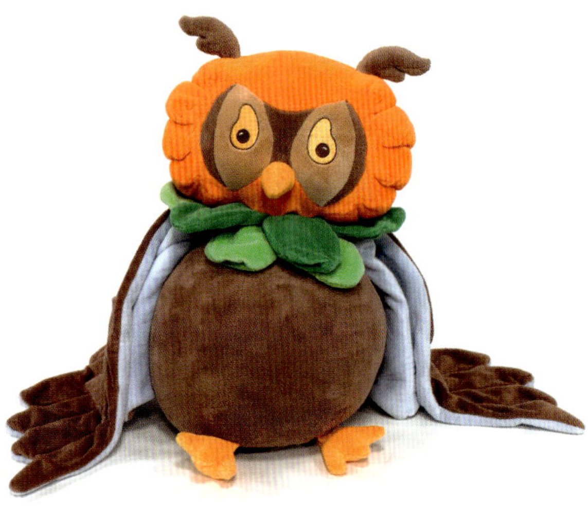

Abschluss Gehen Sie wieder behutsam vor und nehmen Sie der Person das Kuscheltier langsam mit zugewandten Worten aus den Händen. Versuchen Sie noch einmal, einen Blickkontakt herzustellen. Hält die Person das Kuscheltier fest oder greift stärker zu, dann ziehen Sie bitte nicht daran. Das feste Zugreifen verstärkt sich dadurch. Lenken Sie die Person ein wenig ab und warten Sie mit etwas Geduld. Ein guter Reiz zur Ablenkung wäre es, ein weiteres Kuscheltier zu präsentieren, z.B. das eigene Ihres Gegenübers. Beobachten Sie die Mimik und beachten Sie Worte oder Laute. Verabschieden Sie sich mit zugewandten Worten.

Vielleicht ist es erlaubt, dass die Person das Kuscheltier bei sich im Bett behält? Bitte klären Sie dies vorher ab.

Knopfdruck und das Buch singt

Stimulation mit Soundbook „SingLiesel"

Ein besonderes Aktivierungsangebot, vor allem für an Demenz erkrankte bettlägerige Menschen, aber auch für alle Bücherbegeisterten und Singfreudigen: ein Liederbuch mit wunderschön gestalteten Bildern. Zusätzlich gibt es auf jeder Seite etwas zu entdecken und zu ertasten. Drückt man auf einen großen roten Knopf, wird ein Lied vorgesungen – in angemessenem Tempo für Menschen mit verlangsamter Gedächtnisfunktion. Sehen, hören, tasten – und vielleicht sogar mitsingen oder -summen: Durch die Schwingungen im Körper wird die Tiefensensibilität, d.h. die Eigenkörperwahrnehmung stimuliert.

Material

- Soundbook aus der Reihe: „Die SingLiesel – Das Buch, das auf Knopfdruck singt" (SingLiesel Verlag), z.B.
    - Die schönsten Wanderlieder
    - Die schönsten Frühlingslieder
    - Die schönsten Winterlieder
    - Die schönsten Liebeslieder
    - Die schönsten Abendlieder

    und viele mehr

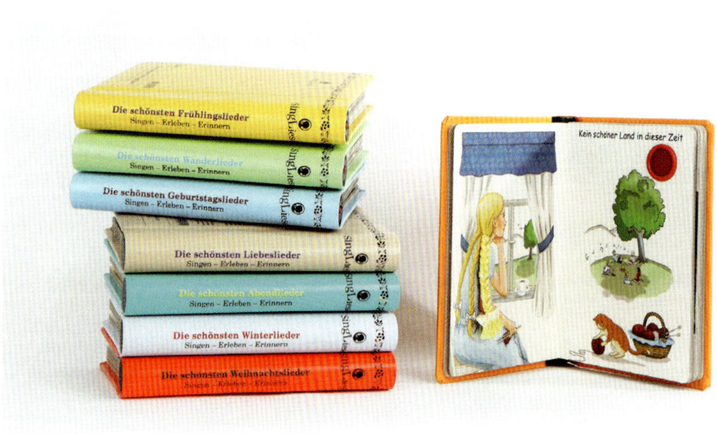

Ablauf

- Begrüßen Sie die Person, schaffen Sie die passende Atmosphäre und setzen Sie sich so an das Bett, dass Sie gemeinsam in das Buch sehen können.
- Sie können, je nach Mobilität der Person, zunächst das Kopfteil des Betts hochstellen und dann die Nachttischplatte ausziehen und schräg stellen. Das Buch kann so besser gesehen werden und es ist leichter, den Knopf zu drücken und die eingearbeiteten Materialien zu ertasten.
- Blättern Sie die erste Seite auf und geben Sie die nötige Zeit zum visuellen Registrieren. Begleiten Sie diese Aktion mit passenden Worten. Unterstützen Sie zusätzlich durch Zeigen auf die Bilder.
- Führen Sie die Hand, die Finger zu dem Material zum Tasten. Dies kann ein geflochtener Zopf sein, eine Tür zum Öffnen oder ein Wasserrad zum Drehen.
- Im nächsten Schritt führen Sie die Finger der Person zu dem großen roten Knopf und fordern sie auf, ihn zu drücken. Gelingt dies nicht, helfen Sie mit. Wird der Knopf durch eingeschränkte Mobilität mit den Fingern nicht erreicht, drücken Sie den Knopf für die Person.
- Auf den Knopfdruck hin hört man Gesang. Ein bekanntes Lied wird mit klarer Stimme und in gemäßigtem Tempo vorgesungen. Beobachten Sie die Reaktion. Achten sie auf die Mimik und darauf, ob mitgesungen oder mitgesummt wird.

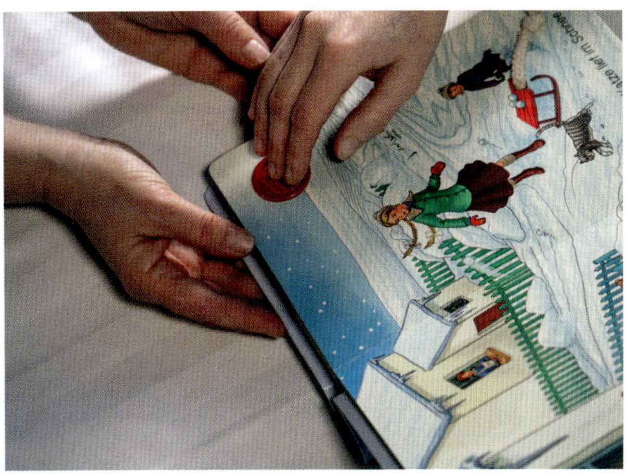

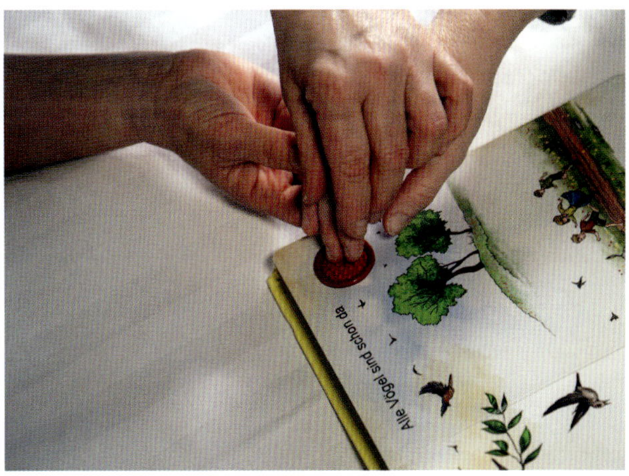

- Je nach Belastbarkeit können Sie bei diesem einen Lied bleiben. Ist die Person neugierig, und die Wachheit lässt es zu, dann blättern Sie die nächste Seite auf. Insgesamt gibt es in jedem Band drei Lieder.

Abschluss

- Zeigen Sie noch einmal ein Bild aus dem Buch und schließen Sie es dann.
- Betonen Sie mit zugewandten Worten, wie schön es war, gemeinsam das Buch anzuschauen, den Gesang zu hören und vielleicht selbst dazu zu singen oder zu summen.

Entspannen und Träumen

Eine Geschichte in ruhiger Atmosphäre vorlesen

Erinnerungen an das Vorlesen von Geschichten gehen bis in die frühe Kindheit zurück. Als Ritual beim Zubettgehen gibt es den Kindern ein Wohlgefühl, denn es schafft Nähe und stärkt die Bindung. Das Hören der gelesenen Inhalte unterstützt die sprachliche Entwicklung. Durch Verknüpfungen sowie Erinnerungen haben auch Erwachsene und ältere Menschen dieses Wohlgefühl.

Material

- 1 auf die Person abgestimmte kurze Geschichte (z.B. Wohlfühlgeschichte, Entspannungsgeschichte, Geschichte für Männer, Tiergeschichte, Geschichte mit Humor, Liebesgeschichte ...)

Den zeitlichen Rahmen für Ihre Aktivierung können Sie selbst festlegen. Berücksichtigen Sie bei der Auswahl die Aufmerksamkeitsspanne der Person. Die Geschichte kann eine Vorlesezeit von 3 bis 5 Minuten oder auch 10 bis 20 Minuten einnehmen. 20 Minuten erfordern eine höhere Konzentrationsfähigkeit.

Ablauf

- Nach der Begrüßung schaffen Sie eine angenehme Atmosphäre. Achten Sie auf die Lichtverhältnisse im Zimmer – das Licht sollte nicht zu hell oder grell sein und auch nicht zu gedämpft, da dies die Schläfrigkeit erhöht.
- Stellen Sie die Betthöhe so ein, dass Sie gesehen und wahrgenommen werden können.
- Setzen Sie sich zum Vorlesen ans Bett. Zeigen Sie das mitgebrachte Buch bzw. Ihre mitgebrachte Geschichte und kündigen Sie Ihr Vorhaben an. Beginnen Sie nun mit dem Lesen.

- Achten Sie beim Lesen auf Ihre Stimme und Tonlage, auf Betonungen und Lautstärke. Der Wohlfühlfaktor hängt nicht nur vom vorgelesenen Inhalt ab, sondern auch von Ihrer zugewandten Stimme.

Abschluss

- Nach dem Ende der Geschichte warten Sie einige Sekunden, bevor Sie noch ein paar passende Worte sagen. Sie können auch fragen, ob der Person die Geschichte gefallen hat.
- Verabschieden Sie sich in Ruhe und verlassen Sie das Zimmer in angemessener Lautstärke.

Frühlingserwachen – Von der Knospe bis zur Blüte

Aktivierung mit Tüchern

Eine zauberhafte und schnell vorbereitete Aktivierung mit Überraschungseffekt. Im Frühling springen die Knospen auf, und nicht nur Blumenliebhaber erfreuen sich daran. Dieses Angebot eignet sich für Menschen, die die Reize in ihrer Umgebung über das Sehen wahrnehmen können.

Material

- 1–3 Chiffontücher in Blütenfarben (z.B. in Gelb, Rosa, Blau, Hellblau, Weiß)

Ablauf

- Betreten Sie nach Anklopfen das Zimmer und begrüßen Sie die zu aktivierende Person. Zeigen Sie Ihre mitgebrachten Tücher und kündigen Sie an, dass Sie eine besondere Überraschung zum Frühling dabeihaben.
- Sie nehmen ein Tuch und knüllen es so klein wie möglich in Ihren Händen zusammen. Legen Sie die Hände wie eine Knospe kelchartig aneinander, die Daumen decken das Tuch ab. Zeigen Sie der Person diese „Knospe".
- Nun öffnen Sie ganz langsam Ihre Hände und lassen die Knospe aufgehen. Durch das langsame Öffnen der Hände entfaltet sich das Tuch wie eine Blüte und gibt einen zauberhaften Überraschungseffekt. Freude entsteht, und wenn Sie der zu aktivierenden Person in die Augen sehen, funkeln diese vielleicht, und Sie entlocken ihr ein Lächeln.
- Sie können nun auch noch die anderen beiden farbigen „Blüten" aufgehen lassen.

Natürlich können Sie die Knospe auch in den Händen Ihres Gegenübers aufblühen lassen. Helfen Sie der Person, das Tuch klein und eng in die Hände zu knüllen, und unterstützen Sie sie beim langsamen Öffnen der Hände. Begleiten Sie den Vorgang mit eigenen staunenden Worten.

Abschluss

- Legen Sie die drei Tücher locker in Ihre Hände, zeigen Sie sie noch einmal, und beenden Sie die Aktivierung mit passenden Worten.

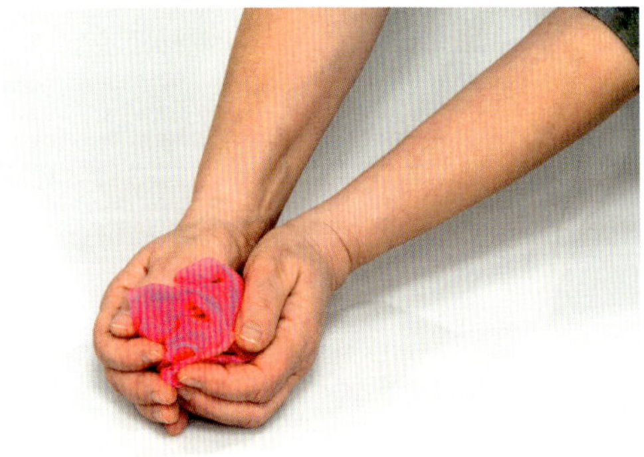
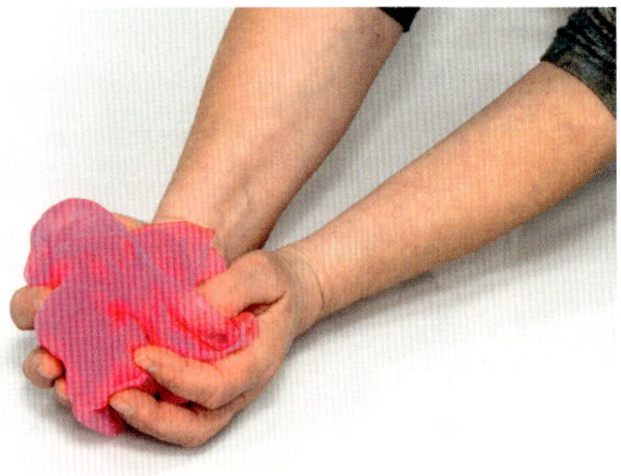
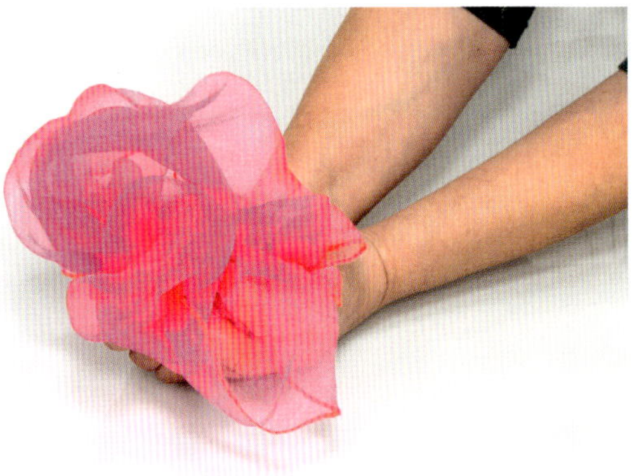
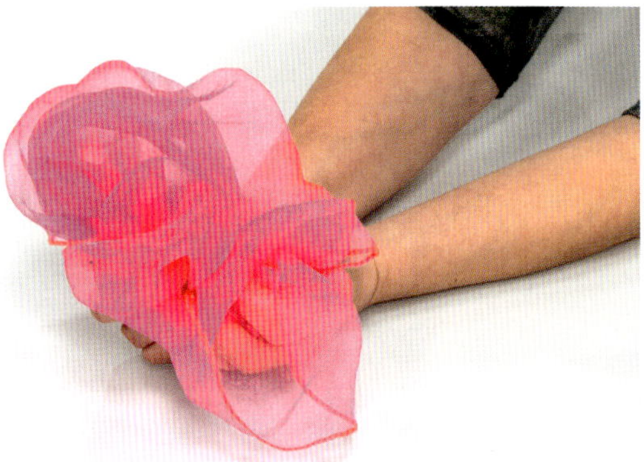

Die Natur ins Haus geholt

Stimulation über Materialien aus der Natur

Die Natur wirkt sich auf unser Wohlbefinden aus. Sie stimmt uns positiv, reduziert Stressreaktionen, nimmt Einfluss auf unsere Vitalwerte und trägt nachweislich zur Förderung unserer Gesundheit bei.
In der Natur werden all unsere Sinne angeregt. Wir sehen die Pflanzen mit ihrer Farbenpracht. Wir hören die Vögel zwitschern. Wir spüren den Wind auf unserer Haut. Wir berühren Blätter, Zweige und Blumen. Wir riechen die frische Luft und den Duft verschiedener Pflanzen. Wir pflücken vielleicht ein paar Beeren und schmecken die Süße.
Bettlägerige Menschen kommen nur in seltenen Fällen in den Genuss, in einem Multifunktionsrollstuhl einen Spaziergang in die Natur zu machen. Holen Sie für die Freude und das Wohlbefinden die Natur ins Haus.

Material

- 1–2 Zweige
- Blätter
- Blumen oder Blüten
- Gräser
- Löwenzahn, Spitzwegerich, Klee oder andere Wildkräuter
- 1 großes Tuch
- 1 Korb

Vorbereitung

- Sammeln Sie je nach Jahreszeit verschiedene Naturmaterialien in einem Korb.

Ablauf

- Begrüßen Sie die Person, zeigen Sie Ihren Korb und sagen Sie mit ein paar Worten, dass Sie die Natur ins Zimmer geholt haben.
- Stellen Sie das Bett und das Kopfteil bestmöglich ein, sodass die Person sehen kann, was Sie mitgebracht haben.

- Legen Sie ein großes Tuch über die Bettdecke und ziehen Sie die Nachttischplatte über das Bett. Stellen sie den Korb auf die ausgezogene Platte, sodass die Person ihn wahrnehmen kann. Platzieren Sie Ihren Stuhl neben dem Bett gegenüber der Person oder in gleicher Blickrichtung.
- Nehmen Sie z.B. einen Zweig heraus, lassen Sie ihn betrachten und geben Sie ihn der Person in die Hände.
- Nehmen Sie Gräser oder Wildkräuter, zeigen Sie sie, streichen Sie mit ihnen über die Hände der Person. Heben Sie die Gräser Richtung Nase und lassen Sie die Person riechen.

Geben Sie Personen, die unkontrolliert zugreifen oder Gegenstände in den Mund nehmen, bitte kein Material in die Hand, sondern zeigen Sie es nur.

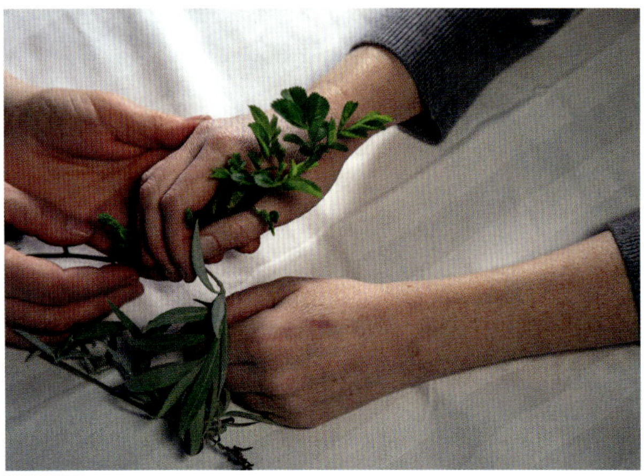

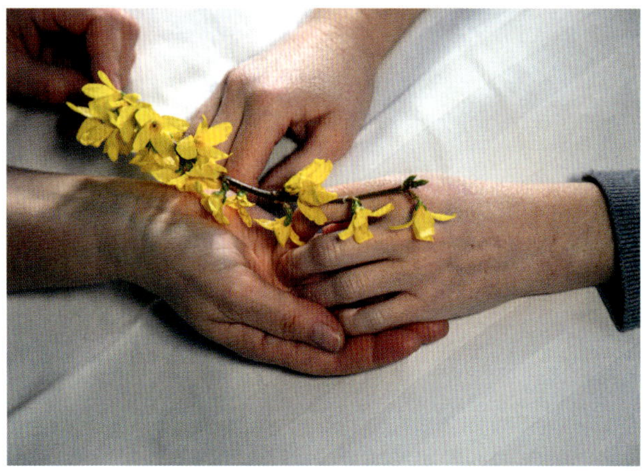

- Zeigen Sie auch die Blumen und lassen Sie die Person an ihnen riechen.
- Bitte begleiten Sie die Aktivierung mit Worten oder kurzen Sätzen. Lassen Sie Ihrem Gegenüber die nötige Zeit, um die Naturmaterialien zu betrachten, zu ertasten und zu riechen.
- Wenn Sie die Möglichkeit haben, ein Fenster zu öffnen, lassen Sie frische Luft herein und lauschen Sie gemeinsam: Möglicherweise hören Sie Vögel zwitschern.

Abschluss

- Legen Sie alle Naturmaterialien wieder in den Korb und lassen Sie noch einmal einen eingehenden Blick zu.
- Klappen Sie den Nachtisch wieder ein und nehmen Sie das Tuch vom Bett.
- Verabschieden Sie sich zugewandt mit passenden Worten.
- Je nach Möglichkeit und Hygienebestimmungen können Sie einen Zweig oder eine Blume in eine Vase stellen und so platzieren, dass die Person sie sieht und nachwirkend noch Freude daran hat.

Gestalten Sie die Aktivierung je nach Aufnahmefähigkeit, Aufmerksamkeit und Belastbarkeit. Sie können nur 2 oder auch bis zu 8 von den gesammelten Naturmaterialien zeigen, daran riechen lassen und in die Hände geben. Der zeitliche Rahmen kann somit frei gestaltet werden.

Farbenpracht

LED-Lichterketten, Stimmungslichter, Farbleuchten

Wenn wir morgens wach werden und die Sonne ins Zimmer scheint, fühlen wir uns wohl und es zieht uns hinaus. Das helle Licht der Sonne ist ein Wachmacher, die strahlende Wärme gibt uns ein Wohlgefühl.
So hat jedes Licht seine einzigartige Bedeutung und Wirkung auf uns Menschen. Ein Lichtschauspiel, wie der Regenbogen, der Sonnenuntergang oder gar das Polarlicht, fasziniert uns und löst schöne Gefühle aus.
Natürlich hat jeder seine eigene ausgeprägte Wahrnehmung. So kann es sein, dass eine Person den Sonnenaufgang liebt, die andere die Lichtstimmung bei Nebel und eine weitere Person liebt das blaue Abendlicht, kurz bevor die Nacht eintritt.

Licht für ein Betreuungsangebot einzusetzen, soll Wohlgefühl geben, kann aber auch als Wachmacher oder als Beruhigung wirken.

Kalte Lichtfarbe/Farbtemperatur weiß-bläulich: als Wachmacher, wirkt einladend, stimulierend, unterstützt die Aufmerksamkeit und Konzentration.

Warme Lichtfarbe/Farbtemperatur rot-gelblich: für Ruhe, wirkt gemütlich und entspannend.

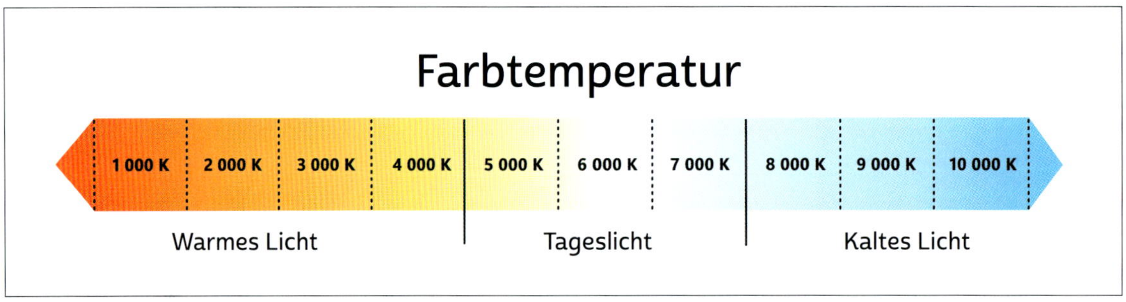

Material

- 1 LED-Lichterkette (warmweiß, mit Batterie oder Stromanschluss) *oder*
- 1 Stimmungslicht als Tischlampe
- 1–3 Chiffontücher oder Tüll in verschiedenen Farben (z.B. in Gelb, Hellgrün, Orange; oder: in Blau, Pink, Türkis)

Zusätzliches Material zur Erweiterung der Aktivierung

- CD-Player oder andere Musikquelle
- Musik zur Entspannung, Meditation, für Wellness oder andere angepasste Musik

Ablauf

- Nach der Begrüßung suchen Sie sich einen idealen Platz, an dem Sie Ihre Lichterkette ausbreiten, und legen ein Tuch oder den Tüll darüber. Die Lichterkette sollte im Blickfeld der bettlägerigen Person liegen.

> Dürfen Sie aus Brandschutzgründen kein Tuch über die Lichterkette legen, haben Sie die Möglichkeit, diese aufzuhängen und ein Tuch davorzuhängen wie einen Vorhang vor einer Lichtquelle. Sollte auch dies nicht erlaubt sein, setzen Sie ein Stimmungslicht in Form einer Tischlampe ein.

- Bevor Sie die Lichterkette (oder das mitgebrachte Licht) einschalten, stellen Sie Ihren Stuhl an das Bett der Person. Leiten Sie die Aktivierung mit angemessenen Worten ein.
- Schalten Sie nun die Lichterkette an. Wenden Sie Ihren Blick der Person zu und beobachten Sie die Reaktion. Vielleicht werden die Augen größer oder Sie sehen ein Lächeln oder hören einen tiefen Atemzug.
- Setzen Sie sich der Person zugewandt hin, achten Sie aber darauf, dass die Lichtquelle vordergründig bleibt. Mit wenigen Worten betonen Sie das wohlige Gefühl und genießen es für ein paar Minuten gemeinsam. Das dürfen 2 bis 3 Minuten sein, je nach Person auch länger.
- Dann stehen Sie auf, nehmen das zweite Tuch und tauschen es gegen das erste aus. Sie beobachten wieder die Reaktion, setzen sich und lassen wieder einige Minuten das Licht wirken. Je nach Reaktion und Empfinden können Sie nun noch das dritte Tuch über die Lichtquelle legen oder davorhängen.
- Benutzen Sie ein Stimmungslicht, können Sie die Farbe nach einigen Minuten wechseln. Sie können den Farbwechsel aber auch automatisch einstellen und lassen diese Farbstimmung ebenfalls auf sich wirken.

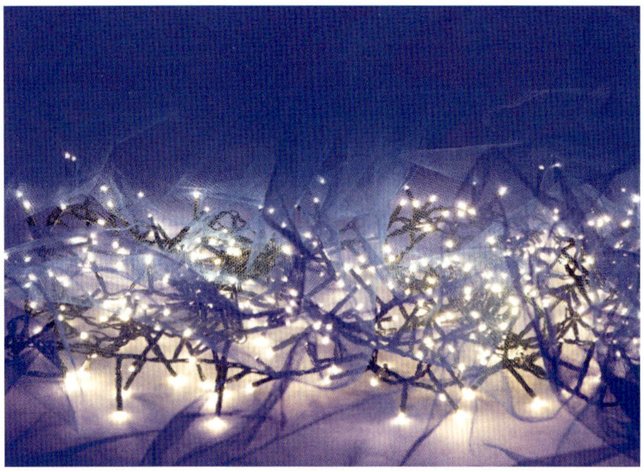

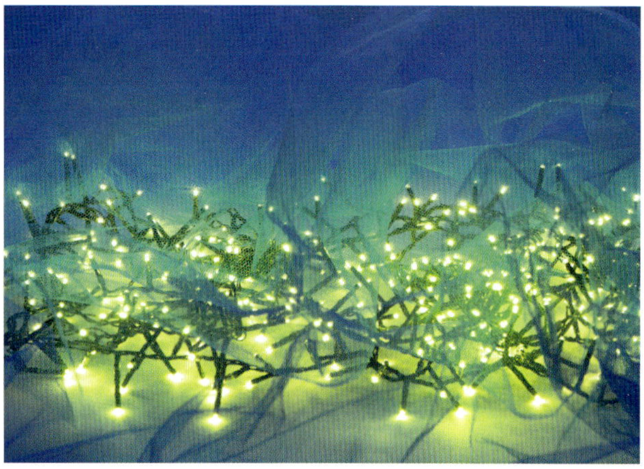

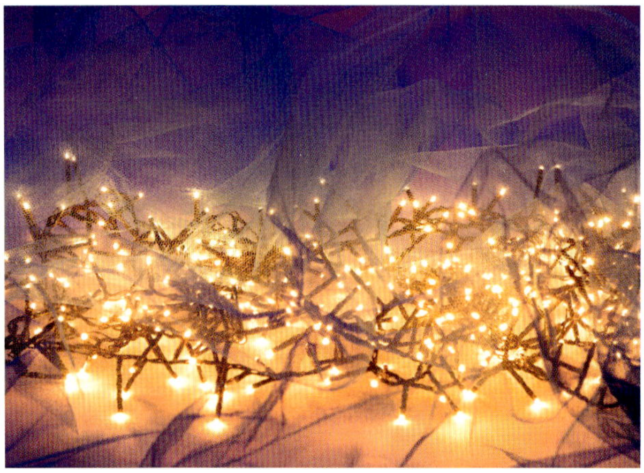

Bitte beachten Sie bei wechselnden Lichtfarben das Tempo, setzen Sie keine flackernden Lichter ein und verzichten Sie auf Lichtprojektoren mit schnell beweglichen und wechselnden Verläufen. Diese erhöhen Unruhe und können Krampfanfälle hervorrufen.

- Möchten Sie das Angebot zusätzlich mit Musik unterstützen, dann schalten Sie die Musik ein, kurz nachdem Sie das Licht eingeschaltet haben.

Abschluss

- Sie stellen Ihren Stuhl leise zur Seite, verabschieden sich und lassen die Lichtquelle im Zimmer. Sie ermöglichen so ein längeres Nachwirken.
- Sollte dies nicht möglich sein, kündigen Sie an, dass Sie das Licht ausschalten, räumen Sie die Tücher und das Licht auf und verabschieden Sie sich mit wohltuenden Worten.
- Haben Sie zusätzlich Musik eingesetzt, machen Sie diese langsam leiser und dann aus. Lassen Sie das Licht noch kurz nachwirken, bevor Sie es ausschalten und aufräumen. Während des Aufräumens sprechen Sie passende Worte in angemessener Stimmlage und verabschieden sich.

Das kommt mir bekannt vor

Fühlsäckchen

Fühlsäckchen sind ein Klassiker im Betreuungsalltag. Man könnte sagen, wir sind taktil neugierig: Denn wenn wir etwas sehen und das Gesehene uns gefällt, dann haben wir den Drang, es anzufassen.
Über unsere Oberflächensensibilität sind wir in der Lage, grob und fein, spitz und stumpf, weich und hart sowie kalt und warm zu unterscheiden. Ist uns z.B. etwas zu spitz und wir empfinden es als unangenehm, verbirgt sich dahinter unsere Wahrnehmung, die Verarbeitung im Gehirn. Legen wir den Gegenstand zur Seite, lassen ihn spontan fallen oder zeigen andere Abwehrreaktionen, ist das die motorische Antwort. Für uns angenehme Reize behalten wir in den Händen und streichen mit den Fingern darüber. Manchmal fällt es uns sogar schwer, diesen angenehmen Reiz wieder herzugeben oder wegzulegen.

Fühlsäckchen sind gefüllte Stoffhüllen oder Stoffsäckchen. Durch die Umhüllung wird (trotz der Befüllung mit verschiedenen Gegenständen) ein gleichmäßiger Reiz gesetzt. Dieser wird in der Aktivierung von den meisten bettlägerigen Menschen als angenehm wahrgenommen, und die taktile Neugier steigt.

Material

- 3–5 Fühlsäckchen mit unterschiedlichem Inhalt (z.B. Bohnen, Reis, Knöpfe, Glasmurmeln ... (Anleitung zum „Fühlsäckchen-Machen“ s.u.))
- 3–5 Fühlsäckchen-Paare (gleicher Inhalt und gleiche Farbe pro Paar)

Die Fühlsäckchen sollten farblich ansprechend sein.

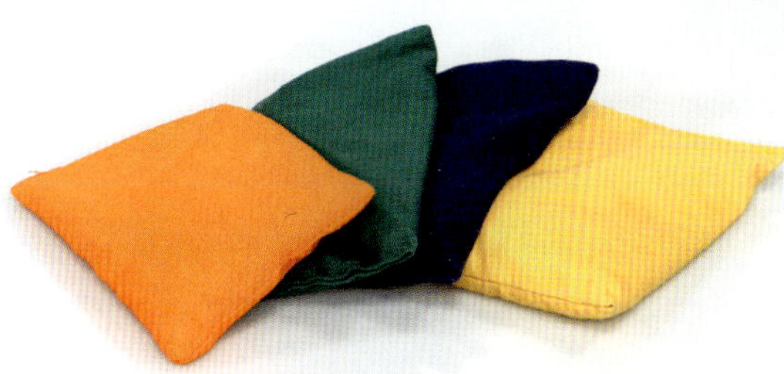

Ablauf

- Sie begrüßen die Person, zeigen Ihre Fühlsäckchen und setzen sich an das Bett. Leiten Sie die Aktivierung mit spannenden Worten ein.

Variante 1 Für Menschen, die nicht aktiv zugreifen können, die an fortgeschrittener Demenz erkrankt sind, die schläfrig sind bzw. deren Wachheit herabgesetzt ist

- Nehmen Sie eins der Fühlsäckchen, machen Sie mit Ihrer Hand Greifbewegungen und gehen damit in Sichtweite. So kann die Person über das Sehen registrieren und Sie setzen einen Anfangsreiz.
- Wenn jemand die Augen geschlossen hat, versuchen Sie, mit den Fühlsäckchen Geräusche zu erzeugen. Hierbei wird der Anfangsreiz über das Hören gesetzt.
- Nun geben Sie das Säckchen der Person in die Hände oder in eine Hand, sodass sie es ertasten kann. Sie beobachten die Reaktion und begleiten die Aktion mit ein paar zugewandten Worten. Dabei fragen Sie nicht, sondern Sie bestätigen – z.B.: „Sie haben gleich ertastet, dass Bohnen in dem Säckchen sind, sehr gut …“.
- Sie nehmen nun der Person behutsam das Säckchen aus den Händen, lassen sie noch einmal hinterherschauen oder nachhören und nehmen dann das zweite Säckchen. Nacheinander lassen Sie alle Säckchen ertasten.

Variante 2 Dieses Angebot eignet sich vorrangig für bettlägerige Menschen, die es schaffen, sich aktiv zu beteiligen, die unterscheiden und zuordnen und dies äußern können

- Hier kommen die Fühlsäckchen-Paare zum Einsatz. Sie können für dieses Tastspiel das Kopfteil hochstellen und die Nachttischplatte über das Bett ziehen. Legen Sie nun alle Fühlsäckchen-Paare ungeordnet auf die Nachttischplatte.
- Jetzt lassen Sie die Person durch Tasten herausfinden, welche Fühlsäckchen zusammenpassen und ein Paar bilden.

- Unterstützend können Sie fragen, wie sich der Inhalt anfühlt: Ist es ein Teil oder sind es mehrere Teile? Sind die Teile rund oder eckig? Sind die Teile hart oder weich? Sind es viele kleine Teile?
- Ist ein Paar gefunden, legen Sie dieses zur Seite.
- Als Hilfestellung (wenn erforderlich) geben Sie der Person die gewünschten Säckchen zum Tasten in die Hand. So gehen Sie alle Paare durch.
- Je nach Belastbarkeit und zeitlicher Planung können Sie die Aktivierung erweitern. Sie schaffen eine Gedächtnisverknüpfung, indem Sie gemeinsam zusammentragen, wofür die Teile in den Säckchen benutzt werden oder was man aus ihnen machen kann.

Abschluss

- Legen Sie alle Säckchen in Ihren Beutel oder in Ihren Korb zurück. Achten Sie darauf, noch einmal einen Abschlussreiz über das Sehen oder Hören zu setzen, z.B. indem Sie die Person in den Beutel schauen lassen oder durch etwas lauteres Einräumen.
- Dann richten Sie noch ein paar abschließende zugewandte Worte an die Person.

Fühlsäckchen selbst machen

Mögliche Füllmaterialien Reis, Bohnen, Erbsen, Glasmurmeln, Perlen, Korken, Schrauben, Muttern, Unterlegscheiben, Füllwatte, Münzen, Würfel

Bitte keine spitzen Teile und keinen Sand in die Fühlsäckchen füllen. Sand nur in gekauften Säckchen anbieten.

Herstellung der Säckchen Wer möchte, kann die Umhüllung selbst nähen. Optimal sind festere, dichte Baumwollstoffe, Nicki-Stoffe und Samt. Eine andere effektive und schnelle Möglichkeit ist es, fünf Sockenpaare zu kaufen, diese mit verschiedenen Materialien zu befüllen und zuzuknoten. Bei Füllung mit Reis empfiehlt es sich, zwei Socken übereinanderzuziehen.

Hart/weich, grob/fein – Tastmemory

Sensikärtchen ertasten und unterscheiden

Wie bei den Fühlsäckchen geht es bei dem Aktivierungsangebot mit sogenannten Sensikärtchen ums Tasten. Hier wird direkt die Oberflächenbeschaffenheit ertastet. So kann z.B. weich von hart, grob von fein, glatt von rau unterschieden werden.
Unser Tastsinn ermöglicht uns, ohne hinzusehen, Materialien zu erkennen. Anhand der Oberfläche kann ein weicher Filz von rauem Schleifpapier unterschieden werden. Durch das Ertasten weiterer Oberflächen sind wir in der Lage, zu unterscheiden und zuzuordnen.
Die Aktivierung mit Sensikärtchen kann als Spiel, als Training, aber auch als sinnvolle Tätigkeit mit Alltagsbezug eingesetzt werden.

Material

- Tast-Memo-Spiel mit 3–10 Paaren, gekauft *oder*
- Tast-Memo-Spiel/Sensikärtchen mit 3–10 Paaren, selbst gemacht (Anleitung s.u.)
- 1 Beutel
- 1 Tuch

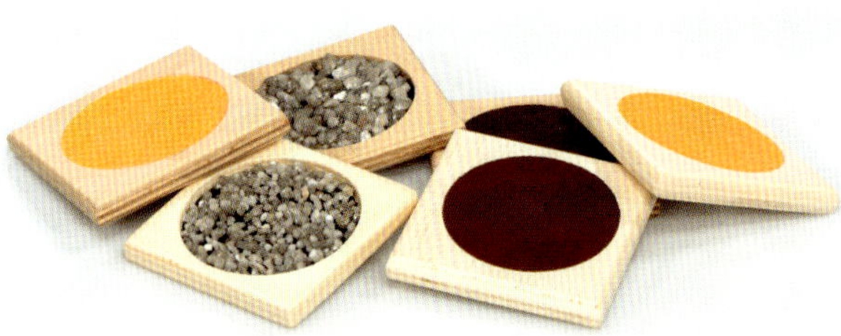

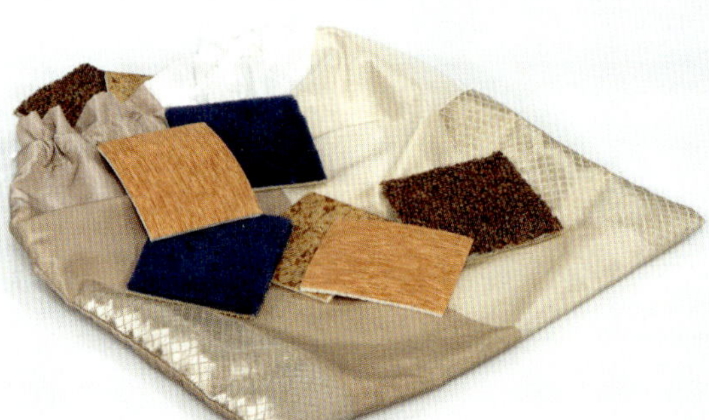

Ablauf

- Begrüßen Sie die Person, zeigen Sie Ihren Beutel und betonen Sie, was Sie Spannendes dabeihaben. Ermöglichen Sie der Person, die bestmögliche Position im Bett einzunehmen, und nutzen Sie zum Auslegen der Kärtchen die Nachttischplatte.
- Wenn es nicht möglich ist, die Person in eine Sitzposition zu bringen und die Nachttischplatte über das Bett zu ziehen, dann legen Sie die Kärtchen auf dem neben dem Bett stehenden Nachttisch mit ausgezogener Tischplatte aus.
- Sie setzen sich gegenüber der Person neben das Bett, sodass Sie deren Hände sowie das abgelegte Material gut erreichen.

Variante I Für Personen, die keine gestörte Gedächtnisfunktion haben und sich über Sprache, Mimik oder Gestik äußern können

- Wie bei einem klassischen Memo-Spiel wird zu einem Kärtchen das passende zweite gesucht. Sie legen von jedem Paar ein Kärtchen auf die Tischplatte, die Partnerkärtchen bleiben im Beutel. Die Anzahl der Paare richtet sich nach den jeweiligen Möglichkeiten Ihres Gegenübers.
- Zeigen Sie auf ein offenliegendes Kärtchen und geben Sie dieses Kärtchen der Person zum Tasten in die Hände.
- Legen Sie es danach wieder zurück auf die Tischplatte und lassen Sie die Person nun das passende zweite Kärtchen aus dem Beutel ertasten und herausholen. Ist es das richtige Kärtchen, legen Sie das Paar zur Seite. So spielen Sie alle Paare durch.

Statt in den Beutel können Sie die Partnerkärtchen auch unter ein Tuch legen.

Variante 2 Für demenziell erkrankte Menschen und Menschen, die aufgrund ihrer gesundheitlichen Situation nicht in der Lage sind, zu unterscheiden und zuzuordnen

- Spielen Sie hier mit maximal 4 Paaren. So vermeiden Sie eine Überforderung.
- Sie legen wie in Variante 1 die Kärtchen auf die ausgezogene Nachttischplatte. Die Partnerkärtchen bleiben im Beutel. Sie zeigen eine Karte und geben diese der Person in die Hände. Lassen Sie ihr genügend Zeit zum Ertasten.
- Bereiten Sie das zweite Kärtchen im Beutel vor, indem Sie es mit etwas Geschick an den Beutelrand schieben.
- Nehmen Sie das erste Kärtchen zurück und lassen Sie die Person das Partnerkärtchen am Beutelrand mit Hilfe greifen.
- Jetzt zeigen Sie noch einmal das erste und unterstützen das Spiel mit zustimmenden Worten. Spielen Sie so alle Kartenpaare durch und loben Sie Ihr Gegenüber bitte während des Spiels.

Variante 3 Sensibilitätstraining

Das sogenannte Sensibilitätstraining eignet sich für diejenigen, die keine Freude am Spiel haben, und für Personen, denen das Trainieren ihrer Fähigkeiten trotz ihrer Bettlägerigkeit wichtig ist. Ein Training verkörpert das Ziel zur Verbesserung und erhöht den Ehrgeiz.

- Hier werden die Kärtchen nicht ausgelegt, sondern aus dem Beutel gezogen. Sie halten den Beutel so entgegen, dass die Person ein Kärtchen herausnehmen kann. Nachdem das erste Kärtchen gezogen und ertastet ist, wird nun im Beutel nach dem zweiten, dem passenden Kärtchen gesucht. Natürlich durch Tasten. Heben Sie begleitend mit Worten hervor, ob ein Kärtchen weich oder hart, rau oder kratzig ist. So spornen Sie zusätzlich an, das passende Kärtchen zu finden.
- Schritt für Schritt gehen Sie alle Karten durch. Sie haben der betroffenen Person somit ermöglicht, die Oberflächensensibilität zu trainieren.

Variante 4 Sinnvolle Tätigkeit mit Alltagsbezug

Hier steht nicht das Ziehen gleicher Paare im Vordergrund, sondern das Analysieren der verschiedenen Oberflächen, das Zuordnen zu einem Thema und einem Gebrauch. Voraussetzung ist, dass die Person sich über das Sprechen äußern kann.

- Sie benötigen hier keine Kartenpaare, sondern jeweils nur ein Kärtchen. Sie können die Karten alle auf den Tisch legen und nacheinander ertasten lassen. Die Person nimmt sich ein Kärtchen, ertastet es und Sie ordnen das Material einem Oberthema zu, z.B.:
  Teppichbodenmuster → Bodenbeläge, Raumausstattung
  Schleifpapier → Werken, Holzarbeiten, Schreinerei
- Anschließend überlegen Sie gemeinsam, wie oder wofür das ertastete Material eingesetzt werden kann, z.B.:
  Teppichbodenmuster → als Bodenbelag im Flur und Büro
  Schleifpapier → zum Schleifen von Holzplatten oder Baumscheiben
- So gehen Sie alle Kärtchen zusammen durch. Je nach Belastbarkeit und verfügbarer Zeit entscheiden Sie, wie viele Kärtchen Sie gemeinsam besprechen.

Abschluss

- Zeigen Sie vor dem Aufräumen noch einmal die Kärtchen. Je nach Mobilität können Sie sich von Ihrem Gegenüber helfen lassen.
- Betonen Sie die gute Einschätzung beim Ertasten – bitte auch bei an Demenz erkrankten Menschen. Die Zuwendung und der Ausdruck der Stimme werden wahrgenommen.

Tastmemory/Sensikärtchen selbst machen

- Sie suchen verschiedene Materialien aus, die man zu gleich großen Kärtchen schneiden kann (z.B. Teppichbodenmuster oder -reste, grobes und feines Schleifpapier, Kork, Pappkarton, stabile Wellpappe, Lederreste).
- Schneiden Sie jeweils 2 quadratische Kärtchen (Kantenlänge 6–8 cm) aus den Materialien zurecht.
- Eine weitere Möglichkeit besteht darin, quadratische Pappkärtchen mit ca. 8 cm Kantenlänge zuzuschneiden oder entsprechende Holzkarten zuzusägen. Darauf wird anschließend das Material geklebt (Kantenlänge 6 cm).

Hören, Sehen, Raten, Zuordnen

Aktivierung mit Tablet (Betreuer-Tablet)

Wir sehen sie überall: Tablets, Smartphones, Laptops – und sie sind nicht mehr wegzudenken. Mit einer Aktivierung über ein Tablet punkten Sie vor allem bei jüngeren Personen. Neue Medien eignen sich aber auch bei schwerstgeschädigten Menschen, bei Somnolenz oder bei im Koma befindlichen Personen. Die Möglichkeiten des Einsatzes sind aufgrund der vielen verschiedenen abrufbaren Gebiete breit gefächert, wie Filme, Spiele, Bilder, Texte und viele weitere.

Material

- Betreuer-Tablet

Sollte in Ihrer Einrichtung kein Betreuer-Tablet vorhanden sein, können Sie auch mit einem anderen Tablet ins Internet und sich dort Bilder oder Geräusche heraussuchen.

Vorbereitung

- Schauen Sie sich vor dem Einsetzen des Tablets die möglichen Funktionen, Gebiete und Themen an und erproben Sie diese. So sind Sie mit einem angepassten Angebot vorbereitet und können den zeitlichen Rahmen besser einschätzen und festlegen.

Ablauf

- Sie begrüßen die Person, kündigen Ihr Aktivierungsangebot an, legen das Tablet auf dem Nachttisch ab und sehen sich im Zimmer um. Beseitigen Sie mögliche Störfaktoren wie Geräusche oder grelles Licht.
- Bringen Sie die Person in die bestmögliche Position. Stellen oder setzen Sie sich an das Bett in gleicher Blickrichtung, sodass die Person das Tablet gut sehen kann – bitte auch bei Personen, die ihre Augen geschlossen haben.
- Achten Sie darauf, dass im Bett liegende Kissen nicht die Ohren bedecken. Dies vermindert die Hörwahrnehmung.

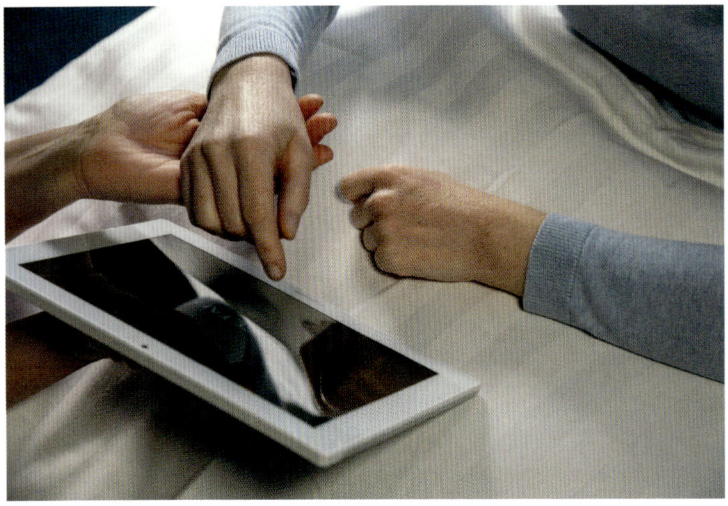

Variante 1 Sinnesstimulation über das Hören – geeignet auch für Personen, die nicht sehen können

- Bereiten Sie das Angebot mit Ihren Worten vor und setzen Sie somit einen Anfangsreiz. Jetzt schalten Sie das Tablet auf den gewünschten Bereich (z.B. „Hören“) ein und spielen ein Geräusch zu einem bestimmten Thema vor. Sie sagen danach den passenden Begriff zu dem Geräusch. Spielen Sie je nach Belastbarkeit weitere Geräusche zu dem gleichen Thema vor (maximal 10).
- Sie können in einer zweiten Runde ein weiteres Thema zum Bereich „Hören“ auswählen, z.B. „Verkehrsmittel“. Ein Geräusch ist zu hören und Sie lassen die Person unterscheiden, z.B. mit der Frage: „Ist das ein fahrendes Auto oder ein Zug?“ Bestätigen Sie die richtige Antwort. So spielen Sie 3 bis 8 Geräusche vor.
- Bitte schauen Sie auf mögliche Reaktionen der Augen und Mimik. Spricht die Person, lassen Sie sie selbst antworten. Beenden Sie die Aufgabe mit zugewandten Worten.

Variante 2 Sinnesstimulation über Hören und Sehen für Menschen, die ausreichend hören und mit den Augen Bilder erfassen können

- Sie wählen auf dem Tablet z.B. „Passendes Geräusch zum Bild“. Man hört nun ein Geräusch und sieht ein Bild. Sie lassen die Person das Geräusch anhören, das Bild ansehen sowie antworten, ob das Geräusch zum Bild passt.

Personen, die das Tablet nicht selbstständig bedienen können, unterstützen Sie durch gezielte Handführung, eventuell auch mit Führen des Zeigefingers. So unterstützen Sie die Selbstständigkeit und steigern das Selbstwertgefühl. Zieht jemand dabei jedoch die Hand zurück oder gibt Ihnen Zeichen, dass die Aktion zu viel ist, dann übernehmen Sie die Bedienung.

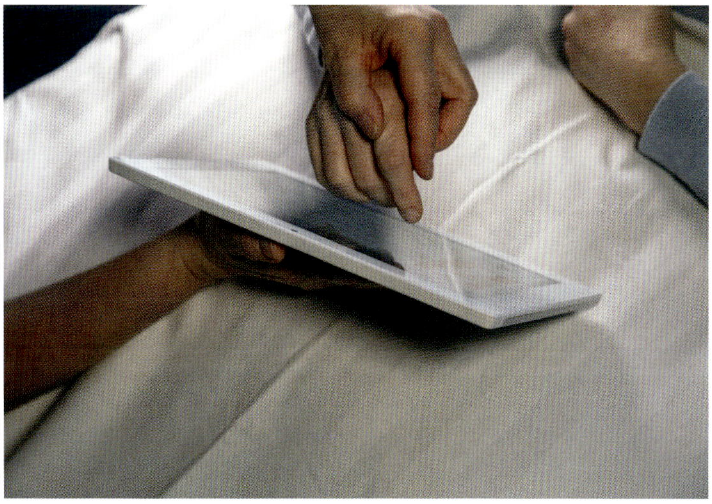

- Sie haben auch die Möglichkeit, Melodien unterscheiden zu lassen. Drücken Sie mit der Zurücktaste so weit zurück, bis Sie das Hauptthema erreicht haben.
- Lassen Sie die Eindrücke ein paar Sekunden nachwirken

Variante 3 Sinnesstimulation über das Sehen für Menschen, die mit den Augen Bilder erfassen können

- Sie wählen die Bildersammlung an und es erscheinen verschiedene Themen. Sie tippen z.B. auf „Auto“ und es erscheinen verschiedene Bilder zum Thema „Auto“ auf einer Bildtafel. Sie tippen auf eines der Bilder und es wird groß auf dem Bildschirm angezeigt.
- Sie lassen die Person das Bild ansehen. Entscheiden Sie nun individuell, ob Sie etwas zur Bildbedeutung sagen oder nur die Mimik der Person beobachten, bevor Sie wortlos über das Tablet wischen und das nächste Bild erscheint.
- Spricht eine Person, kann sie etwas zum jeweiligen Bild sagen. Je nach Wortwahl reagieren Sie darauf mit passenden Worten.

Achten Sie darauf, dass Sie nicht zu viel zu dem jeweiligen Bild sagen und sie es stattdessen wirken lassen. Weichen sie nicht vom Thema ab.

- Ein Thema hat 9–15 Bilder. Gehen Sie im Anschluss mit dem Zurückpfeil so lange zurück, bis das Ausgangsbild zum Thema „Auto“ wieder auftaucht, und lassen es ein paar Sekunden nachwirken.

Abschluss

- Beenden Sie die Aktivierung, indem Sie das Tablet ausschalten und zuklappen.
- Richten Sie zugewandte, lobende Worte an die Person.
- Achten Sie bitte auf die Lage der Person und die Betthöhe, die Sie eventuell verändern müssen, bevor Sie sich verabschieden und den Raum verlassen.

Beziehungsaufbau

Körperbezogene Kommunikation über Ausstreichen

Bei der Kommunikation über Ausstreichen wird die Berührung als Kommunikationsmittel eingesetzt. Dies umfasst sowohl die äußere Bewegung und Handlung als auch eine innere Bewegung und ein inneres Empfinden.
Über die Berührung wird eine Verbindung und somit ein Kontakt hergestellt, Kommunikation wird aufgebaut. Treten wir mit einer Person durch Berührung in Kontakt, sollten wir immer mit vollem Bewusstsein bei der auszuführenden Handlung, also der Berührung, sein. Unser Ziel ist es, über das Ausstreichen mit den Händen Wohlbefinden, Sicherheit, Geborgenheit und Vertrauen zu geben und zu verstärken.
Bei bettlägerigen Menschen mit erhöhter Muskelspannung, mit motorischer Unruhe und bei erhöhter Anspannung, z.B. durch Angst und Unsicherheit, kann durch Ausstreichen eine Lockerung der Muskulatur sowie eine Entspannung erreicht werden (nicht ausschließlich).

Führen Sie die das Ausstreichen nur an den Armen aus. Beachten Sie dabei die Richtung: Um zu kommunizieren oder zu lockern, streichen Sie von der Schulter in Richtung Hand, d.h. von körpernah nach körperfern in Haarwuchsrichtung. Würden Sie gegen die Haarwuchsrichtung streichen, von körperfern nach körpernah (von Hand zur Schulter), würde dies die Person anregen und beleben.

Ein Ausstreichen zur Anregung führen Sie bitte *nicht* aus. Überlassen Sie die Anregung Fachkräften mit der entsprechenden Ausbildung. Sie vermeiden so Unwohlsein, Abwehr und zu hohe Anspannung.

Material

- 1 Paar Baumwollstrümpfe in heller Farbe
- Schild mit der Aufschrift „Bitte nicht stören"

Vorbereitung

Ein Erproben unter Kolleginnen vor der ersten Anwendung oder das probeweise Ausstreichen bei Personen, die Ihnen mit Worten Rückmeldung geben können, ist hilfreich und gibt Ihnen Sicherheit.

Ablauf

- Vor Beginn der Aktivierung geben Sie bitte den Personen im unmittelbaren Umfeld Bescheid, dass Sie eine Aktivierung planen, bei der Ruhe, Entspannung und ein ungestörter Moment wichtig sind.
- Befestigen Sie dann außen an der Zimmertür das Schild „Bitte nicht stören". Kündigen Sie sich durch Anklopfen an.
- Betreten Sie das Zimmer in angemessener Lautstärke, begrüßen Sie die Person erst einmal mit Worten, lassen Sie ihr etwas Zeit zum Wahrnehmen und nehmen Sie den ersten Körperkontakt an einer Hand und eventuell auch an der Schulter auf. Achten Sie auf die Reaktion der Person. Wird der Körperkontakt von ihr toleriert?
- Sehen Sie sich im Raum um und beseitigen Sie mögliche Störfaktoren. Optimal ist es, wenn das Bett freisteht und rundum begehbar ist. So können Sie von beiden Seiten die Arme der Person ausstreichen, ohne den Körperkontakt zu unterbrechen. Sollte dies nicht machbar sein, arbeiten Sie von einer Bettseite aus. (Nähere Erklärung im weiteren Ablauf.)
- Bringen Sie das Bett auf die optimale Höhe, sodass Sie möglichst Augenhöhe erreichen, aber auch Ihre Arme frei aus den Schultern heraus bewegen können.

Bevor Sie das Bett umstellen und die Höhe einstellen, kündigen Sie Ihr Vorhaben bitte an.

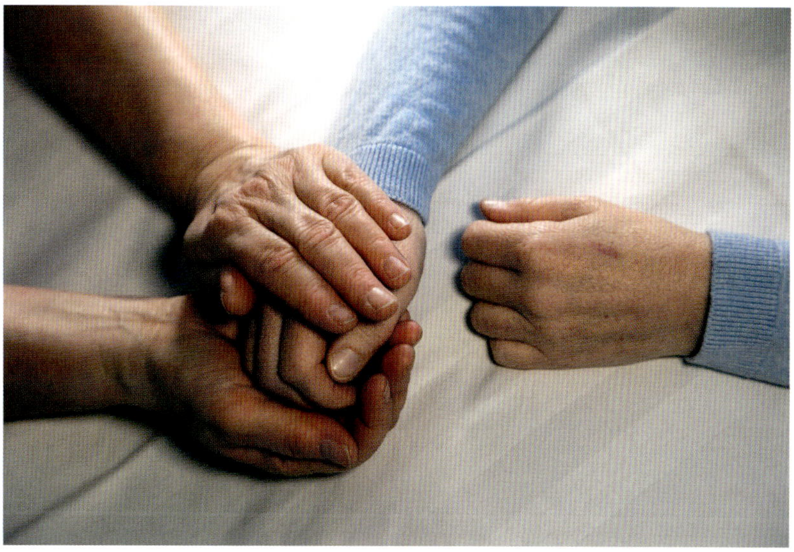

- Nachdem Sie nun alles vorbereitet haben, gehen Sie gedanklich einen Schritt zurück, zur Begrüßung. Stellen Sie sich an das Bett, lassen Sie der Person etwas Zeit zum Wahrnehmen und nehmen Sie dann eine Hand der Person und drücken Sie sie gleichmäßig und mit angemessenem Druck als Begrüßungsritual. Legen Sie dabei eine Ihrer Hände unter die Hand der Person und die andere obenauf. Geben Sie leichten Druck. Die Handlung ist damit eingeleitet.
- Ihre Hände liegen ruhig und flächig auf, die Finger bleiben zusammen und der Daumen angelegt. Ihre Hände passen sich der Körperform der Person an.
- Jetzt beginnen Sie mit dem gleichmäßigen, rhythmischen Ausstreichen von der Schulter bis zur Hand. Sie üben dabei immer einen leichten, gleichmäßigen Druck aus. Um den Körperkontakt nicht zu verlieren, können Sie eine Hand unter die Hand der Person legen, und mit der anderen Hand streichen Sie von der Schulter bis zur Hand aus. An der Hand angekommen, geben Sie gleichmäßigen Druck und setzen dann wieder an der Schulter an. Dabei nicht vergessen: Die andere Hand bleibt unter der Hand der Person.

Wer schon geübt ist, kann mit beiden Händen ausstreichen. Dabei bitte beachten: Wenn Sie beim Ausstreichen an der Hand der Person angekommen sind, hält eine Hand den Kontakt und die andere fängt wieder an der Schulter an auszustreichen. Ist der Kontakt an der Schulter aufgenommen, können Sie die andere Hand nachholen.

- Sie wiederholen den Vorgang mehrmals in gleichmäßigem Rhythmus. Sie sind jetzt im Dialog. Bitte beobachten Sie die Mimik, den Blick, die Atmung, mögliche Körperreaktionen, die Muskelanspannung oder -lockerung. All diese Reaktionen sind Rückmeldungen auf die Art Ihrer Berührung. Sie befinden sich im Dialog miteinander.
- Die Menge der Wiederholungen des Ausstreichens hängt von diesen Rückmeldungen ab. Es können 3, aber auch 7 Wiederholungen sein.

Das Wechseln auf die andere Körperseite

Das Bett steht frei im Raum Wenn Sie mit einer Hand an der Schulter sind, gehen Sie am Kopfende vorbei um das Bett, ohne die Berührung zu unterbrechen, sodass Sie auf die andere Seite gelangen und die zweite Schulter berühren können. Setzen Sie die Ausstreichbewegung nun auf der zweiten Seite fort.

Das Bett steht nicht frei im Raum: Wenn Sie beim Ausstreichen an der Hand der Person angelangt sind, greifen Sie mit einer Hand über den Körper und legen Sie sie mit gleichmäßigem Druck auf die zweite Hand der Person. Erst wenn Sie den klaren Kontakt zur zweiten Seite hergestellt haben, verlassen Sie die erste Seite auch mit Ihrer zweiten Hand und streichen die zweite Seite aus. Halten Sie den Rhythmus und fahren Sie fort mit gleichmäßigem Druck.

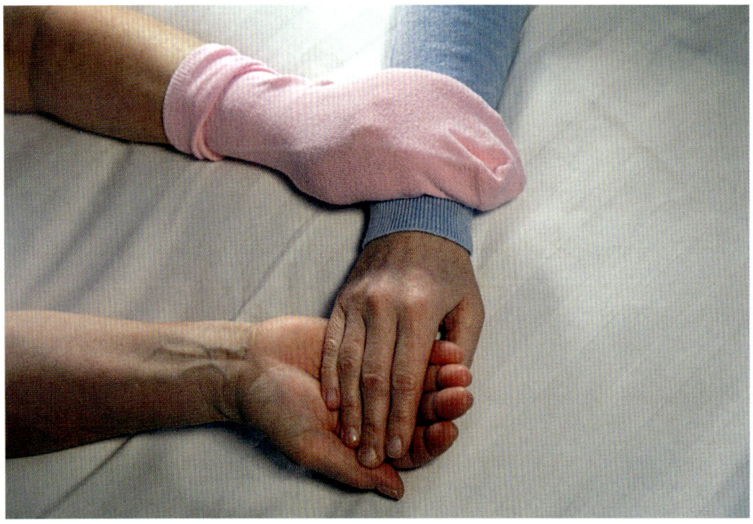

Sie können zum Ausstreichen auch die Strümpfe über die Hände ziehen. So bleiben Ihre Hände geschlossen und die Gleichmäßigkeit der Berührung ist besser gewährleistet. Bei wärmeren Temperaturen wird schwitzender, klebriger Haut vorgebeugt.

Abschluss

- Zur Verabschiedung geben Sie der Person an einer oder an beiden Händen ein deutliches Endgefühl mit gleichmäßigem Druck als Zeichen der Verabschiedung.
- Verabschieden Sie sich anschließend auch mit ruhigen, leisen Worten.

Gehen Sie regelmäßig in die Kommunikation durch Ausstreichen. Durch die Wiederholung schaffen Sie einen Wiedererkennungswert, und somit bauen Sie eine Beziehung auf.

Zuhören und genießen

Musik nach Interesse anhören

Dies ist ein Angebot für Menschen, die gerne Musik hören und sie genießen. Musikhören löst die unterschiedlichsten Empfindungen aus. Musik erfreut uns, kann uns motivieren, uns Energie geben und wach machen oder auch entspannen, Stress reduzieren und beruhigen. Der Rhythmus, die Töne, der Klang von Instrumenten, die Stimme des Gesangs lösen nicht nur Gefühle aus, sondern haben auch Einfluss auf unsere körperliche Befindlichkeit: auf den Körperrhythmus, auf die Herzfrequenz, auf den Puls und somit auf den Blutdruck und die Gehirnaktivität.

Material

- CD-Player oder andere Musikquelle
- 1 oder 2 Musik-CDs bzw. Musikprogramm online
- 1–3 gezielt gewählte Musikstücke

Vorbereitung

- Wählen Sie bitte gezielt Musik aus, die der Person gefällt. Vielleicht entdecken Sie in den Räumlichkeiten der Person Musik-CDs, die Sie für Ihr Vorhaben nutzen können.
- Überlegen Sie zusätzlich, ob die Musik beruhigend und entspannend wirken soll oder eher anregend und motivierend. Anregende Musik kann gut mit nachfolgenden Aktivitäten oder Handlungen verknüpft werden, z.B. wenn die Essenszeit, Besuchszeit, das Nachrichtenhören oder ein Bewegungsangebot bevorstehen.
- Es ist hilfreich, sich die gewählte Musik vor dem Einsetzen in der Aktivierung anzuhören. So können Sie die Wirkung besser einschätzen und werden nicht von schrillen Tönen oder hohen Stimmlagen unangenehm überrascht. Diese könnten unerwünschte erhöhte Muskelspannung auslösen.

Ablauf

- Begrüßen Sie die Person und kündigen Sie das musikalische Angebot an.
- Sehen Sie sich um und entfernen Sie mögliche Störfaktoren (z.B. Fernseher oder unangenehmes, blendendes Licht ausschalten).
- Stellen Sie das Kopfteil des Betts für eine verbesserte Position etwas hoch. Achten Sie darauf, dass die Ohren der Person frei von Kissen oder Lagerungsmitteln sind.
- Bereiten Sie das mitgebrachte Gerät vor und stellen Sie es für sich in Reichweite und für die Person in Sichtweite auf.
- Setzen Sie sich seitlich an das Bett in gleicher Blickrichtung wie die Person. Schalten Sie die Musik ein – bitte in angemessener Lautstärke. Jetzt hören Sie gemeinsam zu und genießen. Bitte sprechen Sie nicht, während das Musikstück läuft. Beobachten Sie die Mimik der Person, um Reaktionen einschätzen zu können.
- Je nach Belastbarkeit der bettlägerigen Person können Sie nach einem vorgespielten Musikstück das Aktivierungsangebot beenden oder 1 bis 2 weitere Stücke vorspielen. Lassen Sie etwas Zeit zum Nachwirken, bevor Sie zum Abschluss kommen.

Abschluss

- Wenn Sie entspannende Musik einsetzen, beenden Sie das Angebot mit wenigen und ruhigen Worten und verabschieden Sie sich.
- Haben Sie anregende Musik eingesetzt, leiten Sie mit einigen Sätzen über auf die weitere bevorstehende Aktivität.

Abgerundet

Beginn und Ende einer Aktivierung mit Klangschale

Schon seit Jahrhunderten werden Klangschalen zur Meditation und zur musikalischen Begleitung bei Ritualen eingesetzt. Sie finden heute ihren Platz auch in der therapeutischen Anwendung, u. a. durch Klangmassagen. Der Klang, die Schwingung und die Vibration beim Anschlagen und Anreiben vermindern Stress, reduzieren Ängste, lindern Schmerzen, beruhigen, verbessern die mentale Klarheit und vieles mehr.
In der Betreuung bettlägeriger Menschen eignet sich das Anschlagen einer Klangschale zur Einleitung einer Aktivierung sowie als Ausklang zum Beenden einer Aktivierungseinheit. Sie schaffen so ein abgerundetes Angebot.

Material

- 1 Klangschale
- 1 Klöppel

Vorbereitung

- Proben Sie vor der Aktivierung das richtige Anschlagen der Klangschale.

Schlagen Sie die Klangschale nur an. Therapeutisches Bespielen, Klangmassagen, das Anreiben der Klangschale oder das Anschlagen auf dem Körper wenden Sie nur an, wenn Sie eine dementsprechende Ausbildung haben und die Wirkung von Schwingung und Vibration auf dem Körper einschätzen können.

Ablauf

- Sie begrüßen die Person und stellen Ihr Angebot mit ein paar zugewandten passenden Worten vor. Die Klangschale platzieren Sie für sich in Reichweite und, wenn möglich, für die Person in Sichtweite. Schauen Sie sich um, ob Sie eventuelle Störfaktoren mindern müssen. Bringen Sie die Person in die best-

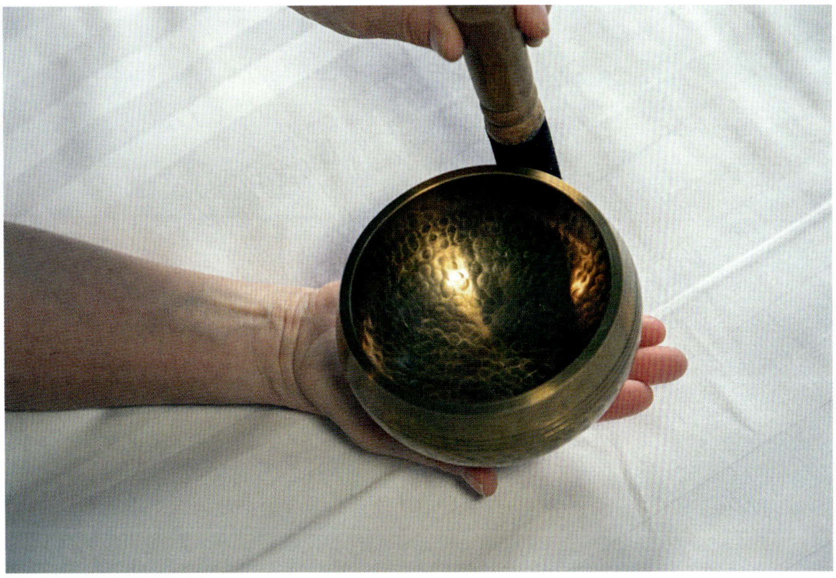

mögliche Position. Wenn die Lage der Person nicht verändert werden kann, achten Sie darauf, dass die Ohren nicht von Kissen überdeckt sind.

- Setzen Sie sich seitlich an das Bett in gegenüberliegender Blickrichtung. Nehmen Sie die Klangschale und stellen Sie sie auf Ihre ausgestreckte Hand. Spreizen Sie leicht die Finger, sodass die Klangschale einen sicheren Stand hat. Halten Sie mit der anderen Hand den Klöppel senkrecht, die bezogene Seite (die Anspielseite) zeigt nach unten.
- Schlagen Sie die Klangschale nun von unten nach oben an. Der Anschlag ist leicht, mit wenig Schwung, als würden Sie den Klöppel nach oben ziehen und am Rand der Klangschale streifen. Lassen Sie den angeschlagenen Ton ausklingen.
- Jetzt beginnen Sie mit dem Inhalt der geplanten Aktivierung.

Abschluss

- Nachdem die Aktivierungsphase abgeschlossen ist, verabschieden Sie sich mit dem Klang der Klangschale. Sie stellen die Klangschale, wie schon beschrieben, auf Ihre Hand und schlagen sie an. Lassen Sie den angeschlagenen Ton ausklingen.
- Verabschieden Sie sich mit angepassten Worten sowie angemessener Lautstärke und verlassen Sie ruhig das Zimmer.

Aktivierung über Bewegung und Rhythmus, Automationen und Folgen

Tanzen

Rhythmische Bewegungen mit Handführung zur Musik

Dies ist eine passende Aktivierung für Menschen, die früher gerne getanzt haben, Freude an Musik und Bewegung hatten und weiterhin darüber Lebensfreude erfahren. Der musikalische Rhythmus animiert dazu, sich zu bewegen. Die Handführung der Betreuungskraft vermittelt das Gefühl eines gemeinsamen Tanzes mit einer Tanzpartnerin oder einem Tanzpartner, gesellschaftliche Teilhabe entsteht.

Material

- CD-Player oder andere Musikquelle
- passend ausgewählte Musik wie Walzer, Swing, Discofox u.a.

Ablauf

- Begrüßen Sie die Person und kündigen Sie Ihre Aktivierung an. Stellen Sie das Bett auf die richtige Höhe ein. Beachten Sie dabei, dass Sie eventuell im Stehen tanzen bzw. die Hände der Person führen.
- Stellen Sie das Gerät für die Musik auf. Verwenden Sie Musik, die der Person gefällt oder in der Stilrichtung neutral ist. Kann die Person selbst auswählen, überlassen Sie ihr die Entscheidung oder wählen Sie gemeinsam.

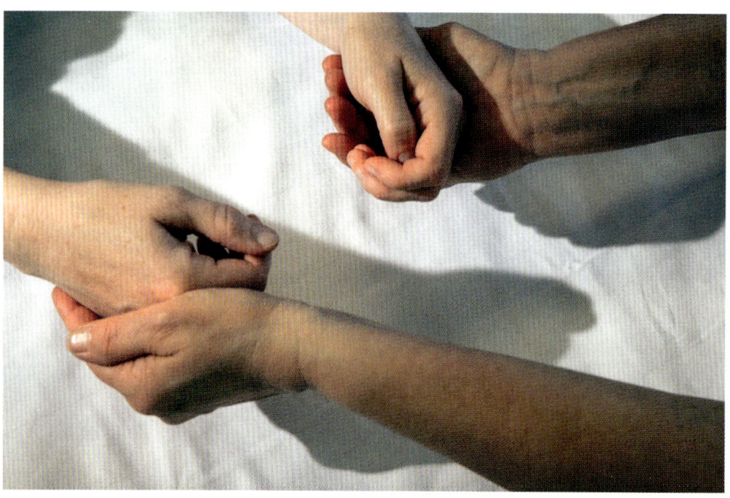

- Nun kann es losgehen: Sie schalten die Musik ein und fordern zum Tanz auf. Legen Sie die Hände der Person in Ihre ausgestreckten Hände. So geben Sie der Person Sicherheit und können die Hände führen: Machen Sie gemeinsam sachte rhythmische Bewegungen passend zur Musik.
- Führen Sie die Hände vor und zurück mit mindestens 3 Wiederholungen. Bei einem Taktwechsel oder einem Kehrreim ändern Sie die Bewegungsrichtung und führen die Hände abwechselnd nach rechts und links mit mindestens 3 Wiederholungen.
- Im weiteren Verlauf Ihres Tanzes können Sie die Hände auch auf und ab bewegen.
- Die rhythmischen Bewegungen werden an das mögliche Bewegungsausmaß und das ausführbare Tempo der Person angepasst. Im Laufe Ihres Tanzes wiederholen Sie Ihre Tanzbewegungen.

Abschluss

- Um einen runden Abschluss zu gestalten, lassen Sie die Musik noch etwas laufen und regeln Sie die Lautstärke langsam herunter, bis die Musik verstummt. So schaffen Sie einen guten Übergang vom Ausklang zur Verabschiedung.

- Achten Sie auf die **Lautstärke** – weniger ist manchmal mehr. Einige bettlägerige Personen reagieren überempfindlich auf laute Musik. Beobachten Sie die Person und erkennen Sie mögliche Zeichen, z.B. abwehrende Bewegungen, angespannte Mimik oder Laut- und Wortäußerungen.
- Die **Bewegungsrichtung** sollte klar sein und mehrere Wiederholungen umfassen.
- Achten Sie auf die **Belastbarkeit**: Ein Tanz kann für eine bettlägerige Person ausreichen. Beachten Sie auch hier die Mimik, Gestik und verbale Rückmeldung. Ist die Person motiviert und hat noch die Kraft für einen weiteren Tanz, können Sie diesen natürlich anbieten.

Balltraining

Ball rhythmisch in mehrere Richtungen bewegen

Die Erinnerung an Ballspiele geht zurück bis in die Kindheit. Das Ballspiel ist eines der ersten Bewegungsspiele, die ein Kind kennenlernt. Früher trafen sich die Kinder zum Ballspielen auf der Straße oder im Hof. Der Ball begegnet uns in den verschiedensten Sportarten und ist im Sportunterricht ein bedeutendes Trainingsmaterial. Das Fangen und Werfen gehört bei einem gesunden Menschen zu den automatisierten Bewegungen und Handlungen. So ist der Ball aufgrund der bedeutsamen Verknüpfungen optimal für die Aktivierung bettlägeriger Menschen.

Wir bezeichnen die Aktivierung als Ball*training*. So gelingt es, auch Männer zu motivieren, welche Ball*spiele* kindisch finden. Weg vom Spiel hin zum Training.

Material

- 1 Ball (Größe ca. 15–25 cm)

Optimal ist ein weicher Ball – ein luftgefüllter, aufpumpbarer Gummiball, ein Ball aus Schaumstoff, Softball, Wasserball.

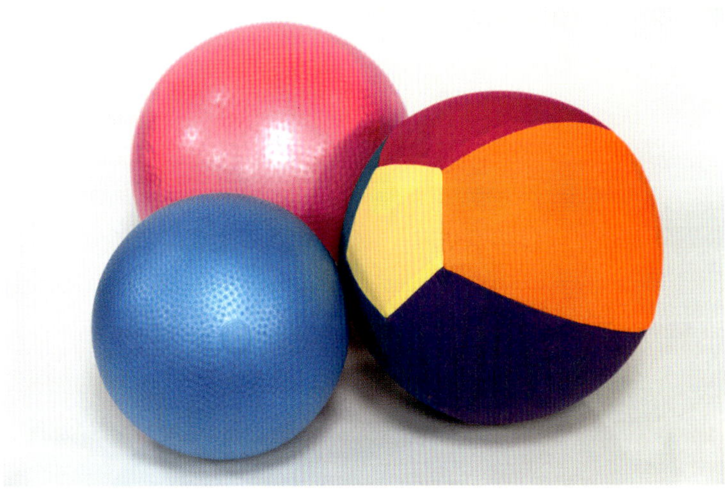

Bitte keinen knallroten Ball benutzen – Signalfarbe: Dies könnte Anspannung hervorrufen und Unruhe erhöhen.

Ablauf

- Begrüßen Sie die Person und erklären Sie, was Sie tun werden.
- Stellen Sie das Bett auf die richtige Höhe und bringen Sie das Kopfteil in eine Position, in der die Person ihre bestmögliche Sitzhaltung im Bett erreicht. Den Ball positionieren Sie währenddessen in Sichtweite und für Sie selbst in Reichweite.
- Nehmen Sie den Ball und sagen Sie der Person, dass Sie miteinander trainieren werden. Geben Sie Ihrem Gegenüber den Ball in beide Hände. Wenn jemand die folgenden Bewegungen nicht selbstständig ausführen kann, legen Sie Ihre Hände von außen gegen die Hände der Person und führen Sie die Bewegung.
- Ihre Trainingseinheit besteht z.B. aus 3 Übungen mit 5 oder 3 Wiederholungen pro Übung:
  - vor – zurück, 5-mal oder 3-mal
  - hoch – runter, 5-mal oder 3-mal
  - nach links – nach rechts, 5-mal oder 3-mal

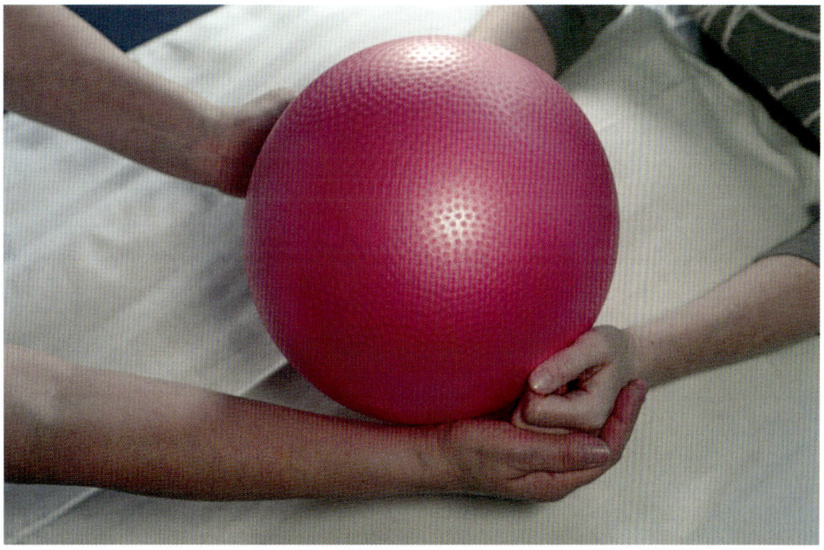

- Während der Übungen unterstützen Sie den Bewegungsrhythmus durch motivierendes, rhythmisches Mitsprechen oder Mitzählen.
- Bieten Sie zwischen den Übungen angepasste Pausen an. Je nach Belastbarkeit und Motivation der Person sowie Ihrer eingeplanten Zeit für die Aktivierung können Sie die Wiederholungszahl erhöhen und ein weiteres Übungsset durchführen.
- Bei weniger belastbaren Personen passen Sie das Training entsprechend an und reduzieren die Übungen.

Sie können das Training regelmäßig durchführen, z.B. einmal pro Woche oder jede zweite Woche.

Abschluss

- Nehmen Sie der Person den Ball mit angemessenem Tempo wieder ab, und sprechen Sie bitte Lob für das gute Training aus.

Frühsport

Rhythmische Bewegungen mit Stab

Eine Aktivierung für trainingsbegeisterte bettlägerige Menschen: Das Training mit einem Stab besteht, wie auch das Balltraining, aus rhythmischen, automatisierten Bewegungen.
Sollte eine Person auf das Wort „Training“ mit Rückzug reagieren, dann benennen Sie die Aktivierung anders, z.B. als „rhythmische Bewegungen mit Stab“ oder „lockere Bewegung mit Stab“.

Material

- 1 Trainingsstab für die bettlägerige Person, Länge 25–45 cm
- ggf. 1 Trainingsstab für Sie selbst (zum Mitmachen)

Sie können verschiedene Materialien als Stab verwenden:
- Holzstab / zugeschnittenes Rundholz
- zugeschnittene Schwimmnudel für Kinder
- Rohrverdickungen in verschiedenen Größen
- kleinere Faszienrollen
- feste Papprolle

Schwimmnudeln für Erwachsene eignen sich wegen des Durchmessers nicht. Sie können nicht optimal umgriffen werden.

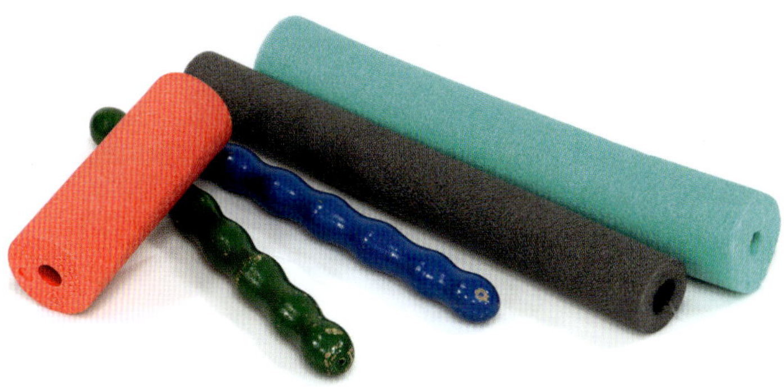

Ablauf

- Nach der Begrüßung stellen Sie Ihr Trainingsangebot mit ein paar motivierenden Worten vor. Sie stellen das Bett und das Kopfteil auf die bestmögliche Position ein.
- Zeigen Sie nun den mitgebrachten Trainingsstab. Zur Vorbereitung und Einstimmung legen Sie Ihre beiden Hände an den Stab, umschließen ihn mit festem Griff und bewegen ihn 2- bis 3-mal rhythmisch vor und zurück. Sprechen Sie dabei mit: „Vor – zurück, vor – zurück“, oder zählen Sie rhythmisch: „1, 2, 3, 4“.
- Übergeben Sie jetzt den Stab Ihrem Gegenüber und helfen Sie ihm oder ihr, den Stab mit dem bestmöglichen Griff festzuhalten. Dann beginnen Sie das Training.

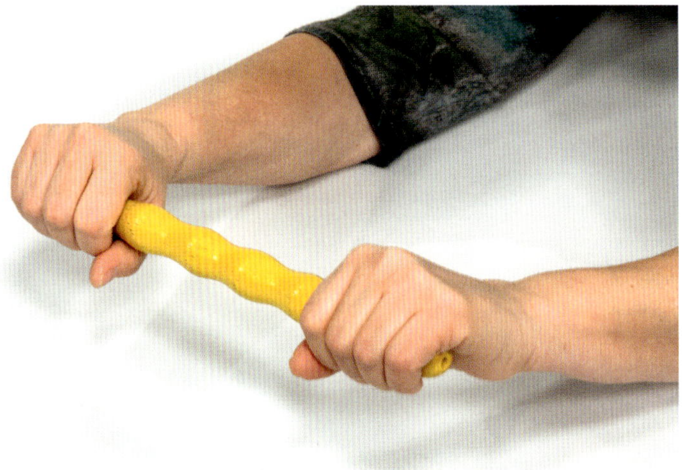

Variante 1 Die Person ist in der Lage, die Übung selbstständig auszuführen

- Nehmen Sie zur Motivationssteigerung selbst einen zweiten Trainingsstab und machen die Übungen mit.

Variante 2 Jemand benötigt Hilfe bei der Bewegungsausführung

- Greifen Sie mit einer Hand in die Mitte des Stabs und führen ihn in einem angemessenen Tempo in die gewünschte Richtung. Sie führen den Stab nur so weit, wie es der Bewegungsradius der Person zulässt.

- Unterstützen Sie den Bewegungsrhythmus und das Tempo durch Mitsprechen oder Mitzählen.
- Ihre Trainingseinheit kann, wie beim Balltraining, aus 3 Übungen mit 5 oder 3 Wiederholungen bestehen. Je nach Belastbarkeit und Ausdauer passen Sie das Training individuell an. Es kann auch nur aus 1 Übung mit 3 bis 5 Wiederholungen bestehen.
  - vor – zurück, 5-mal oder 3-mal
  - hoch – runter, 5-mal oder 3-mal
  - nach links – nach rechts, 5-mal oder 3-mal

Motivieren Sie durch schwungvolles, rhythmisches Mitsprechen oder Mitzählen.

Abschluss

- Bitte sprechen Sie nach dem Training Lob aus und betonen Sie die beachtliche Trainingsleistung.
- Bevor Sie sich verabschieden, bringen Sie das Bett und das Kopfteil in die gewünschte Position.

Leichter Schwung

Mit Tüchern rhythmisch schwingen

Rhythmus ist ein Urelement, eine regelmäßige Wiederkehr natürlicher Vorgänge, ein Gleichmaß wiederholender und automatisierter Bewegungsabläufe, wie z.B. die Schrittfolge beim Gehen. Hören wir Musik, schwingen wir rhythmisch mit, bewegen die Arme oder tippen mit den Füßen passend zum Takt. Hören wir in der Faschingszeit Stimmungslieder, haken wir uns ein und schunkeln.
Chiffontücher mit ihren schönen Farben laden ein, sie zu schwingen. Die sanften, leichten Bewegungen sind schön anzusehen und geben ein Gefühl der Leichtigkeit und des Wohlbefindens. Sie sind schnell aus einer Materialkiste gezogen, leicht zu tragen und es bedarf keiner aufwendigen Vorbereitung.

Material

- 2 verschiedenfarbige Chiffontücher

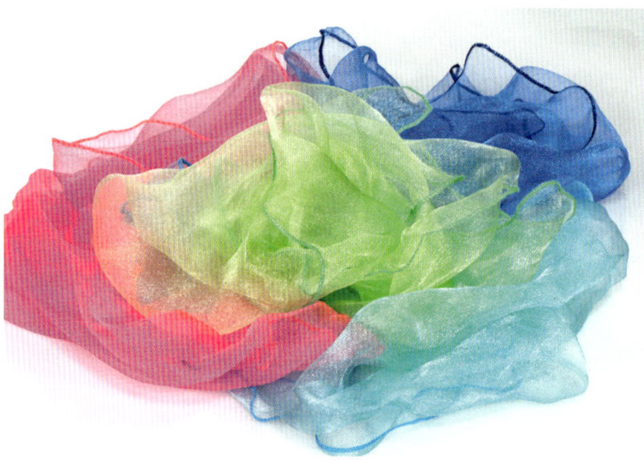

Ablauf

- Sie begrüßen die Person, schaffen eine angepasste Zimmeratmosphäre und bringen das Bett in die bestmögliche Position.
- Zeigen Sie die Tücher und leiten Sie die Aktivierung mit ein paar passenden Worten ein.
- Machen Sie einige rhythmische Bewegungen mit einem Tuch vor.

Bitte nicht zu schnell bewegen und nicht in zu großen, weiten Bewegungen. Warum sollten Sie dies vermeiden? Um Zeit zum Erkennen und Erfassen zu geben und um Angst vor Schmerzen bei großen und schnellen Bewegungen zu vermeiden. Und das Gefühl, solche Bewegungen nicht ausführen zu können, wird reduziert.

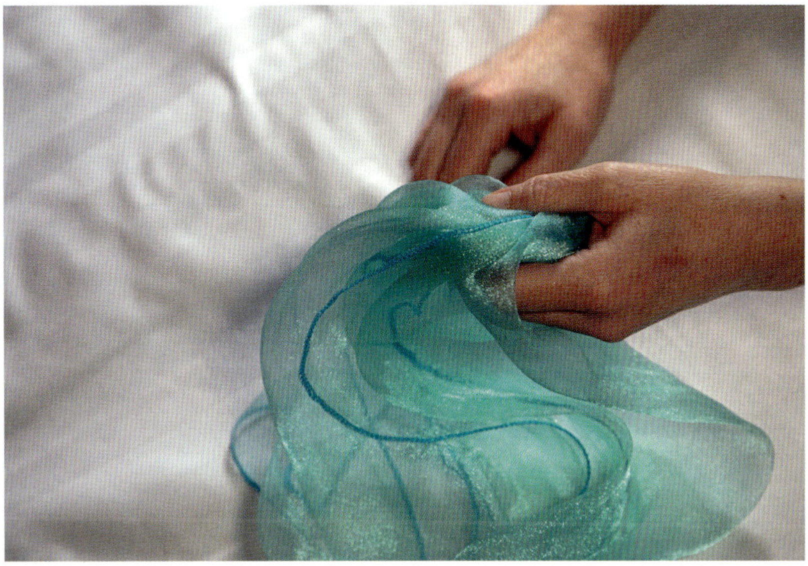

- Geben Sie jetzt Ihrem Gegenüber ein Tuch in eine Hand. Wenn möglich, lassen Sie die Person selbst wählen, welches der beiden Tücher sie möchte.
- Schwingen Sie nun selbst Ihr Tuch mit einer Hand und motivieren Sie die Person, ihr Tuch auch zu schwingen, 3- bis 5-mal vor und zurück.
- Dann wechseln Sie die Bewegungsrichtung und schwingen 3- bis 5-mal nach oben und unten, danach 3- bis 5-mal hin und her.
- Es könnte sein, dass die Person das Tuch nur wenige Zentimeter bewegt oder dass die Schwungbewegung verlangsamt ist. Sie passen sich an, loben und unterstützen durch schwungvolles, rhythmisches Mitsprechen oder summen im Rhythmus mit.
- Wechseln Sie jetzt die Hände. Helfen Sie der Person, das Tuch in die andere Hand zu übergeben und es nach ihrem vorgegebenen Rhythmus zu schwingen.

Bei halbseitgelähmten Personen lassen Sie ihn oder sie nur mit der gesunden Seite das Tuch schwingen und nicht zur anderen Hand wechseln.

- Nun fassen Sie mit beiden Händen ans Tuch und schwingen wieder 3- bis 5-mal vor und zurück.

Bei halbseitengelähmten Personen geben Sie ein Ende des Tuchs in die gelähmte Hand, sodass es festgehalten oder ertastet werden kann. So ist die gelähmte Hand miteinbezogen. Geschwungen wird dann mit dem gesunden Arm.

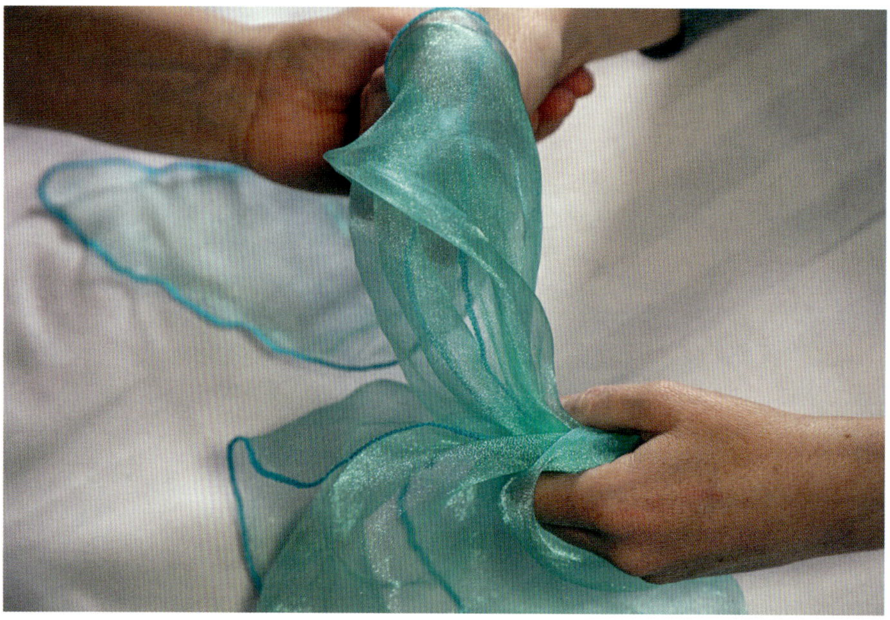

- Wechseln Sie die Bewegungsrichtung und schwingen Sie 3- bis 5-mal hoch und runter.
- Wechseln Sie wieder die Bewegungsrichtung und schwingen Sie abwechselnd 3- bis 5-mal hin und her.
- Schafft es jemand nur, vor- und zurückzuschwingen, dann passen Sie sich an und schwingen nur in diese Richtung.

- Das Schwingen der Tücher können Sie folgendermaßen begleiten:
  - Motivieren Sie durch schwungvolles, rhythmisches Mitsprechen oder Mitzählen.
  - Summen oder singen Sie ein passendes Lied oder eine passende Melodie, z.B. ein Frühlingslied oder eine Walzermelodie.
  - Sie können die Aktivierung intensivieren oder erweitern, indem Sie passende Musik abspielen.

Bitte bauen Sie, wenn nötig, Bewegungspausen ein. Passen Sie das Tempo, das Bewegungsausmaß beim Schwingen und die Wiederholungen an die Möglichkeiten der Person an.

Abschluss

- Das Winken mit dem Tuch ist ein passender Abschluss. Geben Sie der Person das Tuch in eine Hand und winken Sie sich dann gegenseitig 3- bis 5-mal zu. Wechseln Sie zur anderen Hand und wiederholen Sie die rhythmische Bewegung 3- bis 5-mal.
- Nehmen Sie das Tuch wieder zurück, bekräftigen Sie die Aktivierung mit zugewandten Worten und verabschieden Sie sich.

Freude am Ballspiel

Ball über die Bettdecke rollen

Wie schon beim Balltraining erwähnt, geht die Erinnerung an das Spielen mit dem Ball zurück bis in die Kindheit. Das Ballspiel ist eines der ersten Bewegungsspiele, die ein Kind kennenlernt.
Nicht nur bei Kindern entsteht Spielspaß und Freude. Es zieht sich durch alle Altersgruppen. Auch bettlägerige Menschen haben Freude an einem Ballspiel.

Material

- 1 Ball

Optimal ist ein weicher Ball, ein luftgefüllter, aufpumpbarer Gummiball, ein Ball aus Schaumstoff, Softball oder Wasserball.

Ablauf

- Nach dem Anklopfen dürfen Sie das Zimmer mit etwas Schwung und motivierender Stimme betreten (natürlich trotzdem in angemessener Lautstärke). Das ist schon die erste Vorbereitung auf das gemeinsame Spiel. Bringen Sie das Bett und das Kopfteil in die bestmögliche Position. Sollte eine Person auf der Seite liegen, holen Sie sich bitte Hilfe vom Pflegepersonal, um die Person in Rückenlage zu bringen, und stellen dann erst das Kopfteil hoch. Zeigen Sie den Ball und spielen Sie ihn ein paarmal in Ihren Händen hin und her. Dann übergeben Sie den Ball.
- Wenn jemand den Ball nicht halten kann, dann legen Sie ihn an die Hände der Person, um einen Anfangsreiz zu setzen.
- Jetzt nehmen Sie den Ball und rollen ihn aus einem Abstand von ca. 20 cm über die Bettdecke auf die Person zu. Die Person schubst ihn zurück.
- Funktioniert das gut, verlängern Sie den Abstand auf ca. 30 cm, beim dritten Mal sind Sie mutig und verlängern auf ca. 50 cm. So können Sie fortfahren, bis Sie selbst am Fußende des Betts stehen.

Schafft es jemand, den Ball nur über 20 cm zurückzurollen oder gar nur über 10 cm, passen Sie sich an, motivieren und loben Sie. Die Freude am Spiel ist das Ziel.

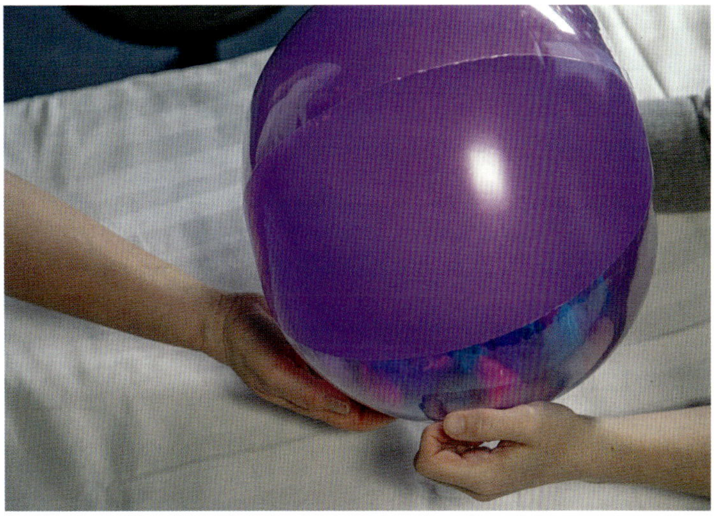

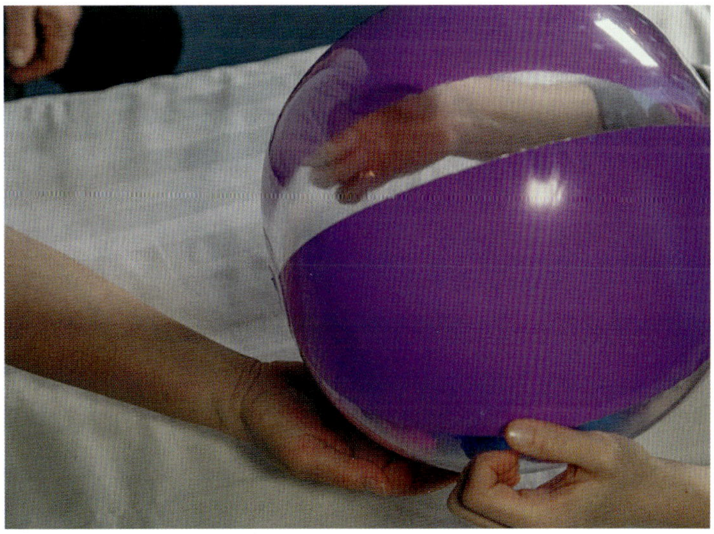

Abschluss

- Lassen Sie das Spiel ausklingen, verringern Sie den Abstand, werden Sie langsamer und beenden Sie es. Nehmen Sie den Ball, werfen Sie ihn 1- bis 3-mal hoch und verabschieden Sie sich mit freudigen, lobenden Worten.
- Denken Sie bitte daran, das Bett und das Kopfteil auf die gewünschte Höhe zu stellen, bevor Sie gehen.

Das kleine Einmaleins

Gemeinsam die Einmaleins-Reihen aufsagen

Das Einmaleins hat jeder in der Schule gelernt. Es wurde in verschiedenen Varianten rhythmisch gesprochen, häufig wiederholt und aufgesagt, bis es im Gedächtnis gespeichert war. So ist es als automatisierte Reihenfolge auch bei älteren Menschen abrufbar. Das rhythmische Aufsagen funktioniert fast von allein. So können Sie bei bettlägerigen Menschen, die Freude an Zahlen und am Rechnen haben, das Einmaleins für ein schnelles Aktivierungsangebot einsetzen.

Material

- Einmaleins-Tabelle, falls erforderlich

X	1	2	3	4	5	6	7	8	9	10
1	1	2	3	4	5	6	7	8	9	10
2	2	4	6	8	10	12	14	16	18	20
3	3	6	9	12	15	18	21	24	27	30
4	4	8	12	16	20	24	28	32	36	40
5	5	10	15	20	25	30	35	40	45	50
6	6	12	18	24	30	36	42	48	54	60
7	7	14	21	28	35	42	49	56	63	70
8	8	16	24	32	40	48	56	64	72	80
9	9	18	27	36	45	54	63	72	81	90
10	10	20	30	40	50	60	70	80	90	100

Ablauf

- Sie begrüßen die Person, stellen Ihr Angebot mit passenden Worten vor und stellen das Bett und das Kopfteil so ein, dass die Person Sie sehen kann. Sie nehmen sich einen Stuhl und setzen sich in angemessenem Abstand seitlich an das Bett, sodass Sie Blickkontakt mit der Person haben.
- Kündigen Sie an, dass Sie gemeinsam das Einmaleins durchgehen. Wenn jemand kritisch reagiert, dürfen Sie ruhig sagen, dass Sie selbst mal wieder eine Auffrischung brauchen. Sie können auch betonen, dass Sie extra diese Person dazu gewählt haben.

- Beginnen Sie mit rhythmischem Aufsagen der Zweierreihe:
  1 X 2 = 2

  2 X 2 = 4

  3 X 2 = 6

  4 X 2 = 8

  5 X 2 = 10

  ...

  Sie sprechen die Zahlenfolge bzw. Rechenfolge komplett rhythmisch durch. Durch die rhythmische Betonung ist es wie ein Aufzählen und auf diese Weise besser abrufbar.
- Hat jemand das Einmaleins mühelos parat, beginnen Sie mit einer höheren Einmaleins-Reihe, z.B. der Vierer- oder Fünferreihe.
- Hat jemand eine demenzielle Erkrankung (kann aber rhythmisch Aufzählen), dann beginnen Sie mit der Einer- oder Zweierreiche.

Bitte stellen Sie einzelne Rechenaufgaben nur bei Personen, die diesen kognitiv gewachsen sind. Ansonsten bleiben Sie bei der rhythmischen Reihenfolge.

- Wie viele Reihen Sie aufsagen, hängt von der Motivation, der Aufmerksamkeit und Konzentration der Person ab. Sie können 3 Folgen aufsagen oder auch 5 oder 8. Die Wiederholung einzelner Einmaleins-Reihen bringt ebenfalls Erfolgserlebnisse.

Abschluss

- Nach der letzten gesprochenen Einmaleins-Reihe loben Sie die Person ausführlich. Verabschieden Sie sich mit einem passenden Schlusssatz, vielleicht mit Ausblick auf eine nächste Einheit mit weiteren Rechenaufgaben oder Zahlenfolgen.

Zahlenkönig

Zählen, aufzählen, Zahlenreihen fortsetzen

Wie beim Einmaleins haben Sie hier ein Aktivierungsangebot für Zahlen- und Rechenliebhaber. Aufzählen, abzählen, Zahlenreihen aufsagen – dies sind automatisierte Folgen, die im Gedächtnis bleiben. Voraussetzung bei dieser Aktivierung ist, dass die Person sprechen und vorgesprochene Zahlen hören kann.
Auch von Demenz betroffene Personen können oftmals Reihenfolgen nachsprechen oder diese ergänzen.

Material

- kein Material nötig

Ablauf

- Begrüßen Sie die Person mit zugewandten Worten. Schauen Sie sich im Zimmer um, ob Ablenkfaktoren wie ein laufender Fernseher oder ein Radio ausgeschaltet werden sollten.
- Bringen Sie die Person in die bestmögliche Position, sodass Sie gesehen werden können. Setzen Sie sich an das Bett gegenüber der Person.
- Leiten Sie die Aktivierung mit passenden Worten zum Thema ein. Sie beginnen nun, rhythmisch zu zählen:
  1, 2, 3, 4, 5,
  6, 7, 8, 9, 10
  Meistens steigen die Personen automatisch mit ein. Wenn dies nicht so ist, wiederholen Sie die Zahlenfolge und motivieren Sie die Person.
- Wenn Sie Erfolg haben, können Sie im nächsten Schritt in Zweierschritten aufzählen:
  2, 4, 6, 8, 10,
  12, 14, 16, 18, 20
  Auch diese Zahlenfolge können Sie wiederholen.
- Bei Erfolg zählen Sie rhythmisch in Zehnerschritten:
  10, 20, 30, 40, 50,
  60, 70, 80, 90, 100

- Je nach der Menge der Wiederholungen, nach Interesse, Motivation und Ausdauer der Person sowie Ihrer eingeplanten Zeit, können Sie weitere Zahlenfolgen miteinander rhythmisch aufzählen. Sie können das Angebot aber auch nach drei Zahlenreihen beenden.

Abschluss

- Diese Aktivierung können Sie mit einem „Zahlen-Kommando" beenden, z.B. „1, 2, 3 – schon vorbei!", oder „8, 9, 10 – auf Wiedersehn". Dazu winken Sie freundlich. So verabschieden Sie sich rhythmisch passend zum Thema.
- Bevor Sie aus dem Raum gehen, stellen Sie den Stuhl zurück, bringen das Bett in die gewünschte Position und stellen sich noch einmal der Person zugewandt ans Bett. Sagen Sie ein paar lobende Worte.

Weitere Zahlenreihenbeispiele

Zweierschritte: 1, 3, 5, 7, 9, 11, 13, 15, 17, 19

Dreierschritte: 3, 6, 9, 12, 15, 18, 21, 24, 27, 30

Hunderterschritte: 100, 200, 300, 400, 500, 600, 700, 800, 900, 1000

Zweierschritte rückwärts: 20, 18, 16, 14, 12, 10, 8, 6, 4, 2

Einerschritte rückwärts: 10, 9, 8, 7, 6, 5, 4, 3, 2, 1

Rhythmisches Zählen: 1, 2, 3, 4 – 1, 2, 3, 4 – 1, 2, 3, 4 – 1, 2, 3, 4

Je nach Zahlen- und Rechenverständnis können Sie die Zahlenreihen verlängern, erhöhen und den Schwierigkeitsgrad anpassen.

Der frühe Vogel fängt den Wurm

Sprichwort-Ergänzungen

Sprichwörter gehören zu unserem Alltagswortschatz, sie sind über Jahrzehnte im Langzeitgedächtnis gespeichert und automatisiert abrufbar. Sagen Sie die ersten Wörter eines Sprichworts, kann Ihr Gegenüber das Sprichwort oftmals sofort ergänzen. Es verhält sich ähnlich wie beim Einmaleins und den Zahlenfolgen. Die Automation können Sie für ein schnelles Erfolgserlebnis in Ihrer Aktivierung nutzen.

Material

- Sprichwort-Box, Sprichwort-Karten oder Sprichwort-Liste

Je nachdem, wie viele Sprichwörter Sie selbst kennen, empfiehlt es sich, Sprichwort-Karten als Hilfsmittel bei sich zu haben. Zu unserem Erstaunen kennen ältere Menschen viel mehr Sprichwörter als jüngere.

Ablauf

- Nach der Begrüßung und der Ankündigung Ihrer Aktivierung schauen Sie sich im Zimmer um und schalten laufende Geräte wie Radio und Fernseher aus. Bitte fragen Sie die betreffende Person, ob sie damit einverstanden ist, und erklären Sie, warum Sie die Geräte ausschalten. Die Reize der Geräte lenken ab und wirken bei der Aktivierung störend. Auch Unruhe könnte durch zu viele Reize zunehmen.
- Bringen Sie die Person in die bestmögliche Position. Sie sollte Sie sehen und hören können. Setzen Sie sich neben das Bett, sodass die Person Sie anschauen kann, und bauen Sie Blickkontakt auf.
- Betonen Sie mit einleitenden Worten, dass die Person sicher viele Sprichwörter kennt.
- Nun beginnen Sie, den ersten Teil eines Sprichwortes vorzusprechen, z.B.: „Morgenstund hat …“.
- Die Ergänzung folgt automatisiert, und die betreffende Person ergänzt: „… Gold im Mund.“

- Sie sprechen so nach und nach mehrere Sprichwort-Anfänge vor und lassen sie ergänzen. Bitte seien Sie großzügig mit Lob. Betonen Sie das gute Erinnerungsvermögen. Je nach Motivation und Ihrer eingeplanten Zeit können Sie die Anzahl der Sprichwort-Ergänzungen variieren.

Abschluss

- Passend zum Thema können Sie die Aktivierung mit einem Sprichwort beenden: „Wenn es am schönsten ist …, soll man aufhören."
- Bevor Sie sich verabschieden, bringen Sie das Bett in die gewünschte Position.

Einige Sprichwörter für den schnellen Einsatz

- Morgenstund hat Gold im Mund.
- Was du heute kannst besorgen, das verschiebe nicht auf morgen.
- Morgen, morgen, nur nicht heute, sagen alle faulen Leute.
- Der frühe Vogel fängt den Wurm.
- Der Apfel fällt nicht weit vom Stamm.
- Wer im Glashaus sitzt, sollte nicht mit Steinen werfen.
- Wie du mir, so ich dir.
- Am Abend werden die Faulen fleißig.
- Hochmut kommt vor dem Fall.
- Aller guten Dinge sind drei.
- Es ist nicht alles Gold, was glänzt.
- Es ist noch kein Meister vom Himmel gefallen.

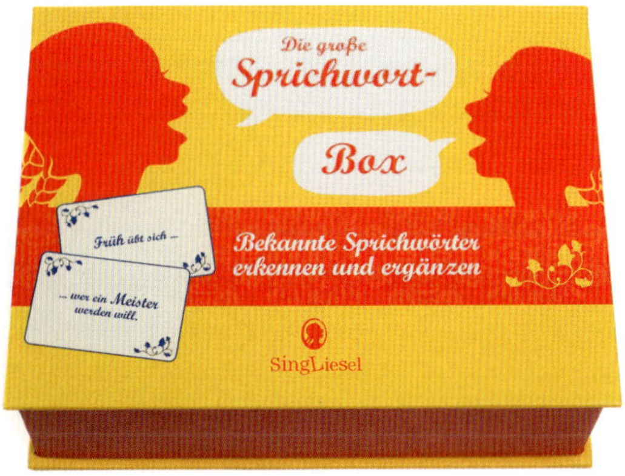

Bube, Dame, König, Ass

Karten spielen, Karten zählen, Karten sortieren

Ein Aktivierungsangebot für Kartenspieler und Kartenliebhaber. Ein Kartenspiel ist schnell aus der Tasche geholt, ob im Urlaub, auf der Zugfahrt, beim Picknick, beim Stammtisch oder zu Hause für einen geselligen Abend.

Bitte nur bei Menschen anbieten, die sprechen bzw. nachsprechen können.

Mit seinen spannenden Spielzügen, den dazugehörigen Spielregeln und dem Kartenverteilen weist es regelhafte Wiederholungen auf. Das Zählen der Spielkarten, das Sortieren nach Blatt, Farbe und Wert beinhaltet festgelegte Folgen.
Menschen, die das eigentliche Spiel nicht mehr beherrschen, aber dennoch den Umgang mit Karten lieben, bekommen durch die Abwandlung und den Nutzen von Automationen, z.B. beim Kartenzählen, -sortieren -ablegen, Erfolgserlebnisse und Spielfreude vermittelt.

Material

- 1 Kartenspiel mit 32 Spielkarten
- evtl. Kartenhalter

Ablauf

- Klopfen Sie an die Tür, betreten Sie das Zimmer und begrüßen Sie die Person. Zeigen Sie beim Näherkommen das mitgebrachte Kartenspiel. Sie können dies mit einleitenden Worten unterstützen, die Spannung entstehen lassen.
- Nun bringen Sie bitte das Bett und das Kopfteil in die bestmögliche Position, sodass die Person die Spielkarten sehen und die Hände bewegen kann. Ziehen Sie die Nachttischplatte über das Bett. Setzen Sie sich der Person gegenüber seitlich ans Bett.
- Je nach motorischen und kognitiven Fähigkeiten der Person können Sie Ihre Aktivierung unterschiedlich gestalten.

Variante 1 Für Personen ohne Einschränkungen in ihrer Gedächtnisfunktion bzw. Personen, die eine Spielhandlung ausführen können

- Sie spielen ein Kartenspiel, das der Person bekannt ist, ohne Abwandlung, z.B. Mau-Mau. Je nach motorischen Fähigkeiten teilen Sie oder die bettlägerige Person die Karten aus. Sie können unterstützen, indem Sie die Karten mischen und auf die Nachttischplatte legen. Jetzt kann die Person selbstständig die Karten einzeln vom Stapel ziehen und austeilen. Gelingt es der Person nicht, die Karten auf der Hand zu halten, benutzen Sie einen Kartenhalter. Genießen Sie gemeinsam den Spielspaß.

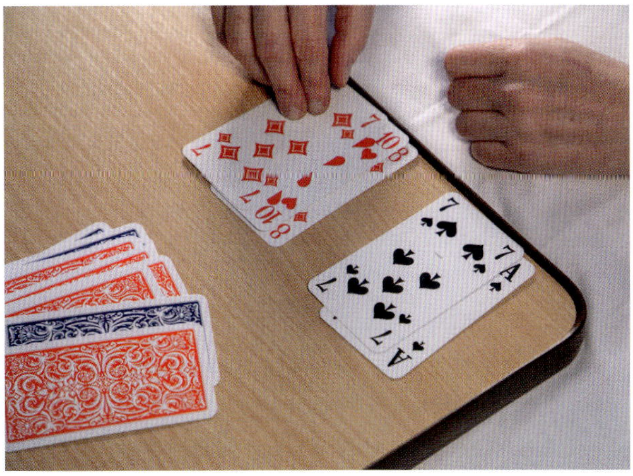

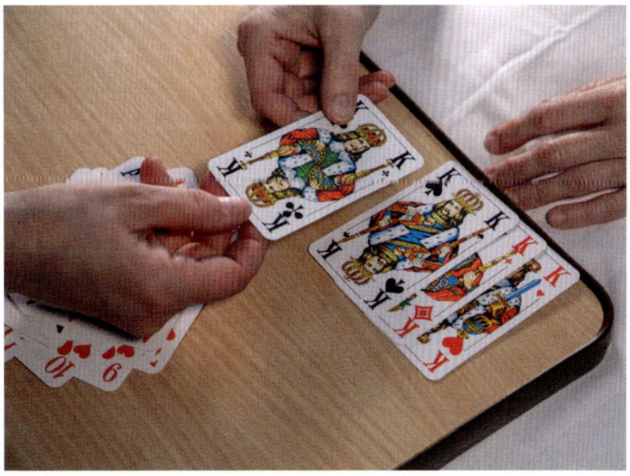

Variante 2 Für Menschen, die die Karten aufgrund motorischer Schädigungen nicht greifen und halten können, aber kognitiv eine Spielhandlung komplett erfassen und ausführen können

- In dieser Aktivierungssituation lassen Sie die Handlung von der Person komplett über die Sprache anleiten. Sie übernehmen alle motorischen Handlungen wie das Kartenmischen, Austeilen, Ziehen und Ablegen. Wenn die betreffende Person am Spielzug ist, hören Sie zu und führen das Gesagte aus.
- Ihren eigenen Spielzug führen Sie wie mit jedem anderen Spieler üblich aus.

Variante 3 Für Personen, die in ihrer Gedächtnisfunktion Einschränkungen bzw. Schädigungen haben, sowie für an Demenz erkrankte Menschen

- Zeigen Sie das Kartenspiel und lassen Sie erst einmal Zeit zum visuellen Registrieren, d.h. zum Erfassen über das Sehen.
- Jetzt sagen Sie, dass Sie gemeinsam die Karten zählen wollen. Es müssen 32 Karten sein. Sie beginnen, rhythmisch zu zählen, und decken dabei jeweils eine Karte auf. Ihr Gegenüber zählt mit.
- Ist das Zählen zu schwierig oder dauert es zu lang, sortieren Sie die Karten nach Blatt (Herz, Karo, Pik, Kreuz) oder nach Wert (Bube, Dame, König, Ass etc.). Sprechen Sie beim Ablegen der Karten rhythmisch mit, z.B.: „Herz, Herz, Pik, Kreuz, Karo …“, oder: „Karobube, Kreuzbube, Herzdame, Kreuzkönig …“.
- Ist auch das zu schwierig, sortieren Sie die Karten nur nach der Farbe. Sprechen Sie rhythmisch mit, z.B.: „Rot, rot, rot, schwarz, schwarz, rot …“. Geben Sie der Person währenddessen wiederholt eine Karte in die Hand. So ist sie oder er aktiv an der Handlung beteiligt.

Denken Sie daran, nicht zu schnell zu sprechen. Lassen Sie der Person genügend Zeit zum Erfassen. Beachten Sie die Mimik, Gestik und das Sprechen Ihres Gegenübers. Im Vordergrund steht immer die Freude an der Aktion.

Zahlensäckchen

Zahlen in eine Reihenfolge bringen

Ein spannendes Aktivierungsangebot mit Zahlensäckchen von 1 bis 10, 1 bis 20 oder gar mit Zahlenpaaren. Farblich gestaltete Zahlensäckchen wecken über das Sehen die Neugier, diese auch zu berühren, zu ertasten und zu untersuchen. Sie unterstützen die Handlung, die Zahlen in eine Reihenfolge zu bringen oder die Säckchen zu sortieren.

Material

- 10 oder 20 Zahlensäckchen mit den Zahlen 1–10 bzw. 1–20 *oder*
- 10 Zahlensäckchen-Paare mit den Zahlen 1–10 (jeweils doppelt vorhanden)
- 1 Box (Schüssel, Beutel) für die Zahlensäckchen

Ablauf

- Begrüßen Sie die zu aktivierende Person. Zeigen Sie die mitgebrachte Box mit den Zahlensäckchen und bereiten Sie alles vor: Sie stellen Bett und Kopfteil in die bestmögliche Position, ziehen die Nachttischplatte über das Bett und setzen sich so ans Bett, dass Sie Blickkontakt mit der Person haben können. Stellen Sie die Box mit den Zahlensäckchen auf der Nachttischplatte ab.
- Öffnen Sie die Box und begleiten Sie den Vorgang mit passenden Worten, mit denen Sie das Aktivierungsangebot vorstellen. Für Personen, die zugreifen können, lassen Sie die Box offen stehen und motivieren Sie sie zum Hineingreifen. Wenn eine Person nicht selbst zugreifen kann, übernehmen Sie die Handlung.
- Holen Sie nun gemeinsam in angemessenem Tempo die Zahlensäckchen heraus – eins nach dem anderen – oder Sie kippen alle auf die Tischplatte. Drehen Sie danach die Zahlensäckchen so um, dass jeweils die Zahl zu sehen ist.

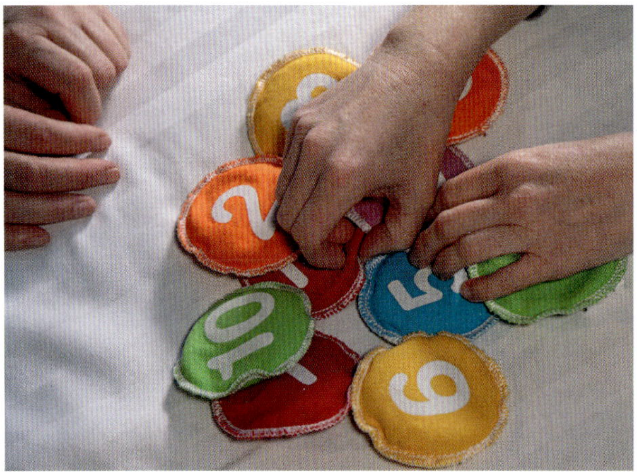

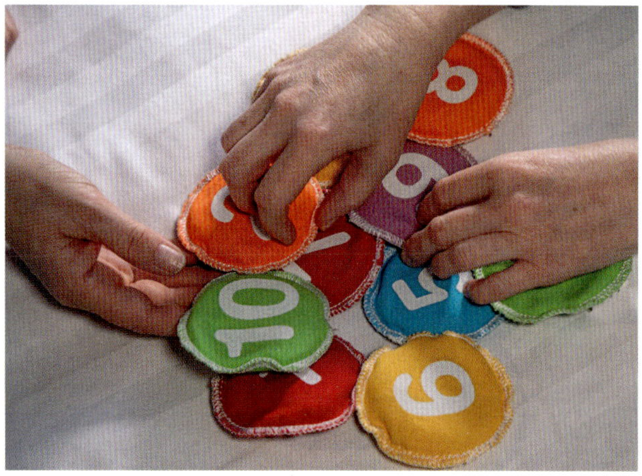

Variante I Reihenfolge legen

- Lassen Sie der Person etwas Zeit, die Säckchen mit den Zahlen wahrzunehmen, und beobachten Sie, ob die Person selbstständig in die Handlung geht und ein Zahlensäckchen über die Tischplatte schiebt. Das können auch kleine Bewegungen von 1 bis 3 cm sein. Sie beobachten und steigen langsam mit in die Handlung ein. Schieben Sie die Zahlensäckchen so, dass eine Reihenfolge beginnt. Begleiten Sie die Handlung mit passenden Worten. Rhythmisches Sprechen unterstützt das Legen der richtigen Reihenfolge. Kann die betreffende Person mit den Händen nicht reagieren, dann deuten Sie mit Ihrem Zeigefinger auf die einzelnen Zahlensäckchen und lassen Sie die Person mit den Augen oder über das Sprechen bestätigen, welches Zahlensäckchen das nächste in der Reihe ist. Sie schieben die bestätigte Zahl an den vorgesehenen Platz.
- Sollte sich die bestätigte Zahl nicht in die richtige Reihenfolge einfügen, lassen Sie eine Lücke und ergänzen die richtige Zahl später.
- Legen Sie nun nacheinander alle Zahlensäckchen, bis jedes seinen richtigen Platz in der Reihenfolge gefunden hat. Sprechen Sie nun rhythmisch die gelegte Zahlenreihe vor und loben Sie bitte anschließend Ihr Gegenüber.

Variante 2 Zahlenpaare bilden

- Das Legen der Zahlensäckchen als Zahlenpaare hat spielerischen Charakter und kann individuell angepasst werden. Alle 20 Zahlensäckchen liegen gemischt auf der Tischplatte und alle Zahlen sind zu sehen. Jetzt können Sie im gemeinsamen Spiel Paare aus den vielen Zahlensäckchen bilden. Ein gefundenes Paar legen Sie dann erst einmal an die Seite. So gehen Sie vor, bis Sie alle 10 Paare gefunden haben.
- Kann eine Person nicht mit den Händen greifen, können Sie sie auch hier durch Sprechen oder durch Kommunikation über die Augen die entsprechenden Zahlen wählen lassen. Sie übernehmen dann das motorische Zuordnen, das Greifen der Zahlensäckchen.
- Nachdem alle Zahlenpaare gefunden wurden, legen Sie diese in die richtige Reihenfolge und sagen die Zahlen rhythmisch auf. Natürlich kann die zu aktivierende Person im Rhythmus mitsprechen.

Variante 3 Memo-Spiel

- Legen Sie alle Zahlensäckchen-Paare gemischt und verdeckt auf die Tischplatte und spielen Sie nach Art eines klassischen Memo-Spiels. Voraussetzung ist, dass die Person die Zahlensäckchen selbst umdrehen kann. Das verdeckte Spielen über Ansagen kann zu Frustration führen.

Bitte wählen Sie die Spielvariante immer abgestimmt auf jede einzelne Person.

Abschluss

- Loben Sie zum Abschluss Ihr Gegenüber und schaffen Sie nochmals einen Bezug zu den Zahlensäckchen: Nehmen Sie einige auf die Hand und geben Sie auch der Person 1 bis 3 Säckchen in die Hand.
- Betonen Sie mit eigenen Worten, dass es Freude macht, mit den Zahlensäckchen zu agieren und zu spielen. Jetzt räumen Sie, wenn möglich gemeinsam, alle Zahlensäckchen zurück in die Box.

Vom Strang zum Knäuel

Wolle wickeln

Die Vorliebe für Wolle – wer erinnert sich nicht, wie einst mit ihr gestrickt, gehäkelt und geknüpft wurde! Ein Korb mit verschiedenen Wollknäueln weckt die Neugier und motiviert zur Handlung. Wolle wickeln ist eine automatisierte Bewegung und Handlung. Den meisten bettlägerigen Menschen ist der Umgang mit den Stricknadeln motorisch verwehrt, aber das Wickeln von Wolle erzeugt bei vielen Erfolgserlebnis und Freude.

Material

- 3 verschiedene handelsübliche Wollknäuele
- ggf. 1 selbst vorgewickeltes kleines Knäuel
- 1 Korb

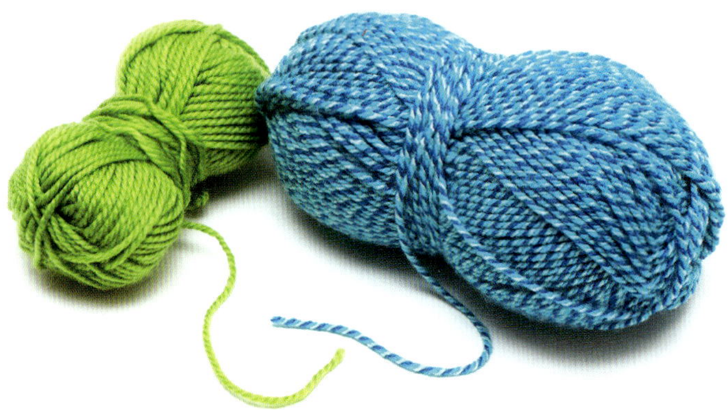

Ablauf

- Betreten Sie nach dem Anklopfen das Zimmer, gehen Sie an das Bett und begrüßen Sie die Person. Zeigen Sie den Korb mit der Wolle und äußern Sie Ihr Vorhaben: Die Wolle soll als rundes Knäuel gewickelt werden.
- Stellen Sie das Bett und das Kopfteil in die bestmögliche Position für die zu aktivierende Person. Ziehen Sie die Nachttischplatte aus und stellen Sie den Korb für die Person in Sicht- und Reichweite ab. Lassen Sie die Person die

Wolle erst einmal betrachten und gerne auch in die Hände nehmen. Nach der ersten Erklärung, dem Bitten um Hilfe beim Wickeln und dem Wählen eines Knäuels können Sie die Nachttischplatte etwas wegschieben.

- Leiten Sie die Handlung ein, indem Sie selbst ein rundes Knäuel auf eine Größe wickeln, welche die Person festhalten kann. Die Person übernimmt dabei den Part, das ursprüngliche Knäuel zu halten und vielleicht den Faden zu lockern bzw. herauszuziehen.
- Hat das gewickelte Knäuel die optimale Größe, tauschen Sie die Positionen. Berücksichtigen Sie, dass das Tempo des Wickelns bei der betreffenden Person langsamer ist. Seien Sie geduldig und passen Sie sich dem Tempo an.
- Ist die Belastbarkeit der Person gering, beginnen Sie die Aktion mit einem bereits vorgewickelten Knäuel. So sparen Sie Zeit, vermeiden Überforderung und wirken frühzeitiger Ermüdung entgegen.
- Sollte das Wickeln zu schwierig für Ihr Gegenüber sein, dann tauschen Sie die Positionen: Die Person übernimmt wieder das Festhalten und Sie das Wickeln. Ein optimales Erfolgserlebnis stellt sich ein, wenn Sie es gemeinsam schaffen, ein Knäuel fertig zu wickeln.

Abschluss

- Loben Sie das Ergebnis und bedanken Sie sich für die Hilfe beim Wickeln.
- Lassen Sie noch einen Blick auf das fertig gewickelte Knäuel zu und betonen Sie, dass Sie sich über weitere Hilfe in einer anderen Aktivierungseinheit freuen würden. Sie stärken somit das Selbstwertgefühl.

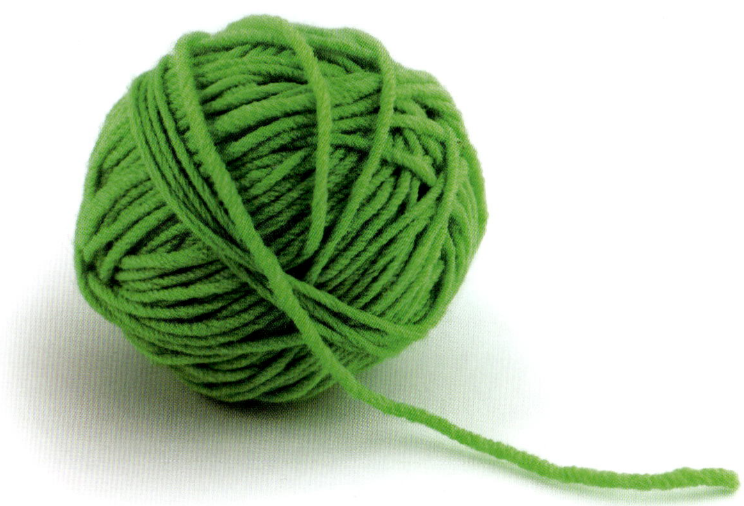

Das Jahr

Januar, Februar, März, April

Die zwölf Monate des Jahres in der Reihenfolge rhythmisch gesprochen: eine Kurzaktivierung, die schnell vorbereitet ist und zu einem Thema mit Verknüpfungen erweitert werden kann.

Material

- 12 Schriftkarten, auf denen jeweils ein Monatsname steht (z.B. in Postkartengröße oder Spielkartengröße)
- 12 Bildkarten passend zu jedem Monat zur Erweiterung (z.B. in Postkartengröße oder DIN A5)

Ablauf

- Sie begrüßen die Person und sagen ein paar passende Worte zur Einleitung der Aktivierung.
- Setzen Sie sich mit dem Stuhl so ans Bett, dass Sie gehört und gesehen werden können. Ist es nicht möglich, das Kopfteil hochzustellen, dann bleiben Sie stehen, stellen das Bett auf eine angemessene Höhe und achten darauf, dass Sie wahrgenommen werden.
- Schaffen Sie nun einen Übergang vom derzeitigen Monat zur Aufzählung aller Monate in Reihenfolge, z.B.: „Wir haben heute den 4. Februar, und es ist schon fast so warm wie im Frühling. Lassen Sie uns doch gemeinsam alle Monate aufsagen. Wir fangen mit dem ersten Monat an, dem Januar."
- Beginnen Sie schwungvoll und rhythmisch, die Monatsnamen aufzusagen: „Januar, Februar, März, April, Mai, Juni …". Ziel ist es, dass die Person mit einstimmt.
- Wiederholen Sie anschließend die Monatsreihenfolge und zeigen Sie dazu passend die Schriftkarten mit den Monatsnamen. Bitte behalten Sie währenddessen die rhythmische Betonung bei. Die Automatisierung wird sonst unterbrochen. Erst nach dem Aufsagen der gesamten Monatsfolge loben Sie die Person oder kommentieren die Aktivierung.

- Als Steigerung und zur Wiederholung setzen Sie die Bildkarten ein. Sie können diese vorab erst einmal zeigen. Geben Sie mit Ihren Worten eine passende Verknüpfung zwischen dem Monat und dem jeweils gezeigten Bild. Dann sprechen Sie der Reihe nach von Januar bis Dezember alle Monatsnamen und zeigen dazu die Bildkarten.

Abschluss

- Loben Sie die Person und leiten Sie zurück zu dem aktuellen Monat und Datum (Beispiel: 4. Februar). Zeigen Sie die passende Schriftkarte, danach die passende Bildkarte und sprechen Sie abschließende Worte zum aktuellen Monat, bevor Sie sich verabschieden.

Beispiele für Bildkartenmotive

- Januar: Schneelandschaft
- Februar: Herz, rote Rosen (Valentinstag), Faschingsmotiv
- März: Schneeglöckchen bzw. Märzenbecher
- April: Tulpen, Ostermotiv, Regenbogen
- Mai: Maiglöckchen, Maibaum, Maikäfer
- Juni: Pfingstrosen, frühe Sommerblumen
- Juli: Dahlien, Sonnenmotive
- August: Strand, See, Meer mit Sonne
- September: Sonnenblume, Weinberge, Weinreben
- Oktober: Oktoberfest, Herbstbild, Bäume mit bunten Blättern
- November: Regenwetter, Bild mit kahlen Bäumen
- Dezember: Weihnachtsmotive, Christbaum, Bild mit Kerzen

Kopiervorlage

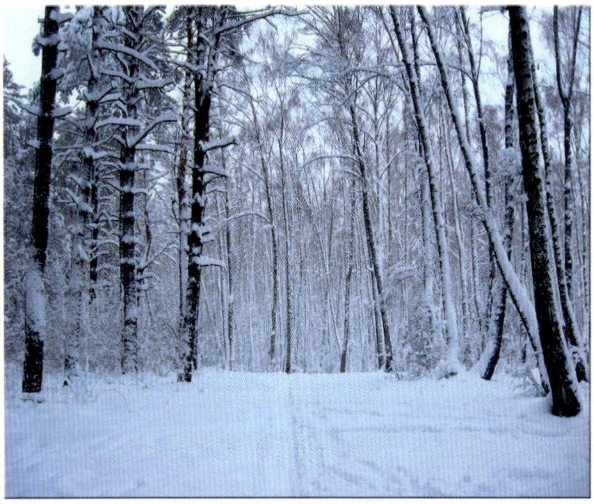
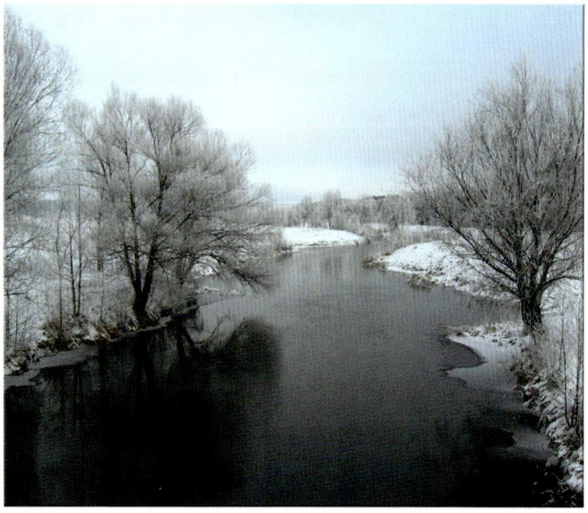
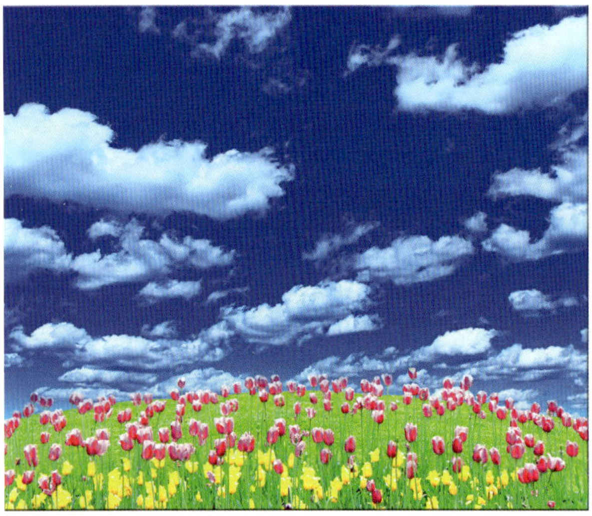
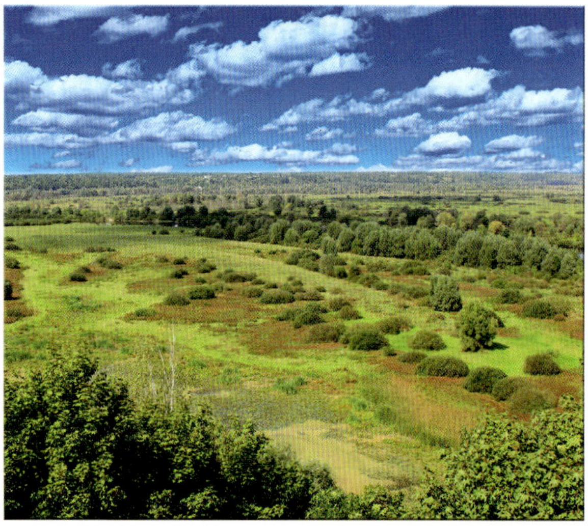
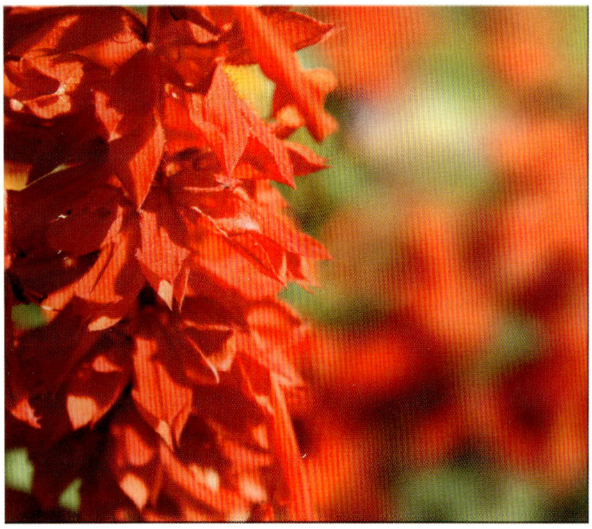
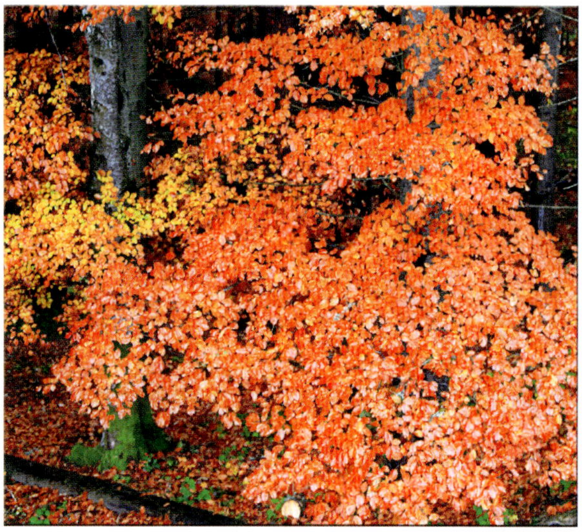

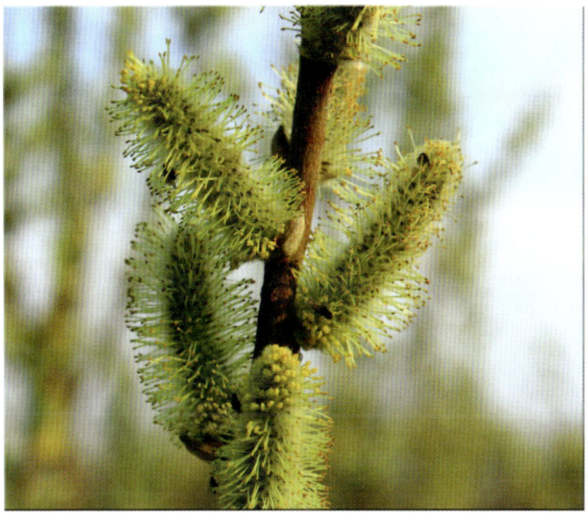
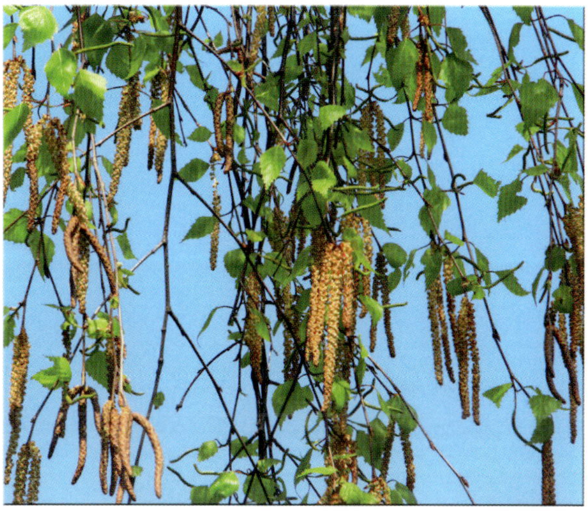
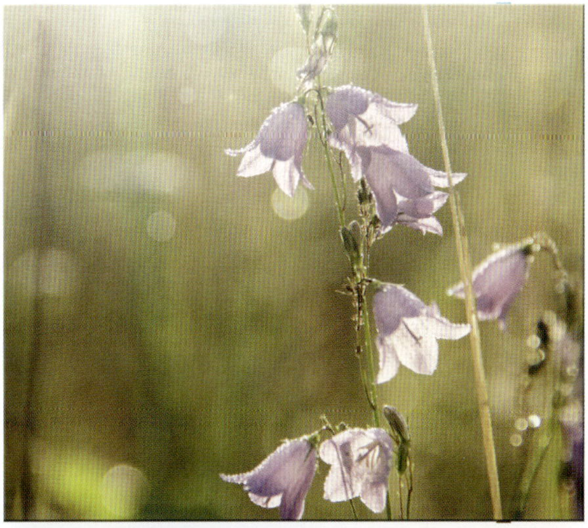
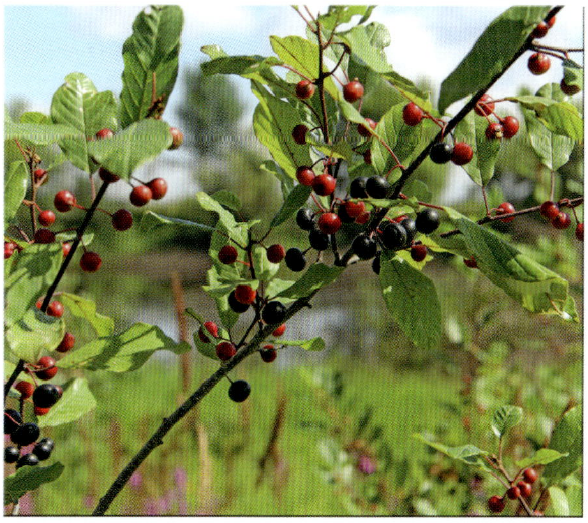
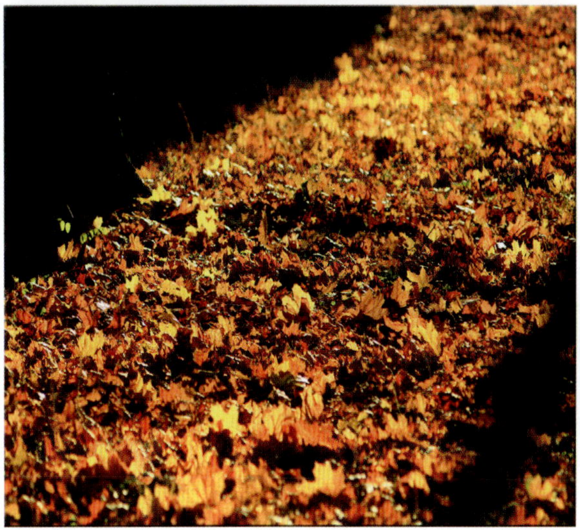
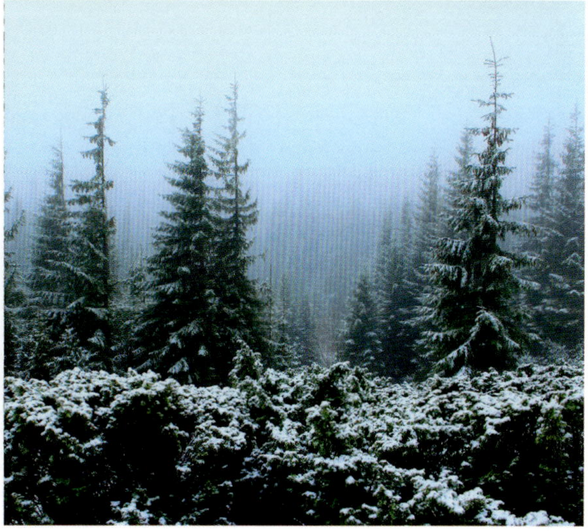

Aktivierung über Assoziationen

Ein Thema mit mehreren Elementen

Hänsel und Gretel

Märchenstunde

Wer kennt sie nicht, die Märchen der Gebrüder Grimm oder die Märchen aus „Tausendundeiner Nacht". Beim Gespräch über Märchen fallen Ihnen sofort einige bekannte Märchenfiguren ein wie Rotkäppchen, der Wolf, die Hexe, Frau Holle, die Goldmarie u.a. Passend dazu kommen Ihnen weitere Verknüpfungen in den Sinn wie der Korb mit Kuchen und Wein, das Lebkuchenhaus, die Spindel oder das Federbett, das geschüttelt werden soll. Für ein Thema mit mehreren Elementen bedarf es etwas Zeit, um die passenden Materialien vorzubereiten.

Material

- 1 bebildertes Märchenbuch mit dem Märchen „Hänsel und Gretel"
- 1–2 passende Bilder (im Buch enthalten oder als Bildkarten)
- Kieselsteinchen oder andere kleine Steinchen (für den Weg nach Hause)
- kleine Brotstückchen (für den Weg nach Hause)
- 1 Stöckchen (Hänsels Finger)
- 1 Tannenzweig oder Laubzweig (Wald)
- passender Liedtext

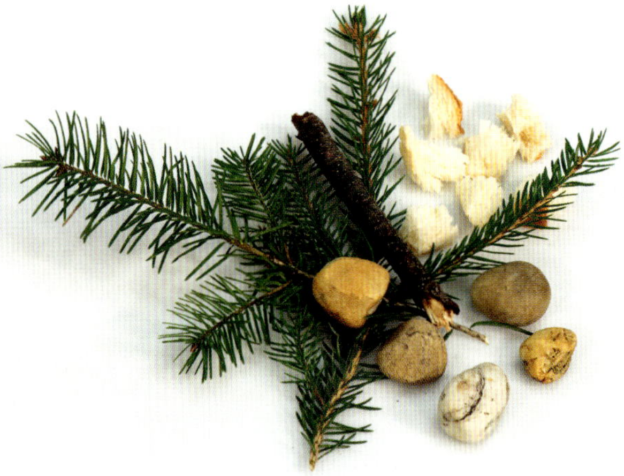

Wenn Sie kein Märchenbuch für Ihre Aktivierung zur Verfügung haben, können Sie das Märchen über das Internet finden und ausdrucken. Ein Märchenbuch mit Bildern erweckt jedoch eine bessere Verknüpfung und Sie können das Thema auch schnell abwandeln und ein weiteres Märchen zur Aktivierung vorbereiten. Ihre Materialien können Sie in einem Korb, einem Beutel oder einem Schuhkarton aufbewahren.

Es empfiehlt sich, die Steinchen und das Stöckchen vor der ersten Aktivierung mit Flächen- oder Gerätedesinfektion zu reinigen.

Bitte achten Sie darauf, dass die Kieselsteine und Brotstückchen nicht in den Mund genommen werden. Die Person konnte sich daran verschlucken.

Ablauf

- Nach der Begrüßung bereiten Sie das Zimmer und das Bett vor. Sie stellen Ihre mitgebrachten Materialien in Sichtweite auf. Setzen Sie sich ans Bett, sagen Sie ein paar passende Worte zur Einleitung und schlagen Sie das Märchenbuch auf.

Variante I Für Personen mit längerer Aufmerksamkeitsspanne

- Sie lesen das Märchen vom Anfang bis zum Ende vor. Jetzt zeigen Sie die passenden Bilder und sagen mit zugewandten kurzen Worten, was zu sehen ist, oder Sie fragen die Person danach.
- Zeigen Sie nun eines Ihrer mitgebrachten Materialien und geben dieses, wenn möglich, der Person in die Hände. Sie schaffen mit Ihren Worten die Verknüpfung dazu, z.B.: „Die Kieselsteinchen hat Hänsel gestreut, um den Weg nach Hause zu finden."
- So gehen Sie Schritt für Schritt auch Ihre anderen Materialien durch. Lassen Sie dabei ein gemeinsames Gespräch entstehen.

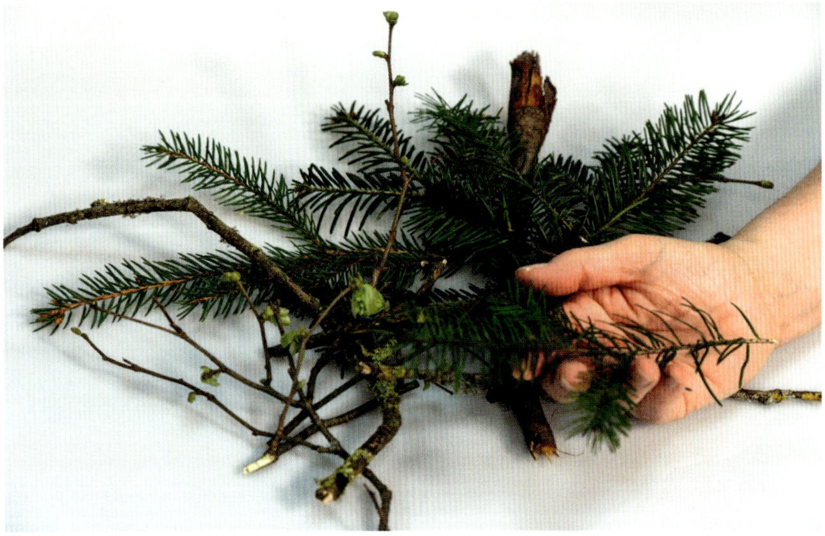

Abschluss Singen sie zusammen das passende Lied über Hänsel und Gretel (s.u.) – oder singen Sie es der Person vor.

Variante 2 Für Personen, die durch längeres Vorlesen ermüden oder mit langen Texten kognitiv überfordert sind

- Sie zeigen der Person erst einmal, was Sie Spannendes dabeihaben.
- Dann lesen Sie bis zu der Stelle, zu der das erste Bild passt, und zeigen es Ihrem Gegenüber. Sie lesen weiter bis zu der Stelle, an der der Vater mit den Kindern in den Wald geht, und zeigen den Tannenzweig. Sie fahren fort zu lesen, bis Hänsel die Steinchen fallen lässt oder bis die Kinder nach den Steinchen den Heimweg finden, und zeigen die mitgebrachten Steinchen. So verfahren Sie mit allen Materialien und Bildern bis zum Ende des Märchens.

Abschluss Singen Sie das passende Lied vor. Die Person kann mitsingen oder mitsummen.

Bei bettlägerigen Menschen mit herabgesetzter Aufmerksamkeit und Konzentration können Sie das Märchen in Kurzform vorlesen und die Materialien auf ein bis zwei beschränken. Menschen, die sprechen und antworten können, bitte aktiv miteinbeziehen.

Hänsel und Gretel

Hänsel und Gretel verliefen sich im Wald.
Es war so finster und auch so bitter kalt.
Sie kamen an ein Häuschen von Pfefferkuchen fein.
Wer mag der Herr wohl von diesem Häuschen sein?
Hu, hu, da schaut eine alte Hexe raus!
Lockte die Kinder ins Pfefferkuchenhaus.
Sie stellte sich gar freundlich, o Hänsel, welche Not!
Ihn wollt'sie braten im Ofen braun wie Brot.
Doch als die Hexe zum Ofen schaut hinein,
ward sie gestoßen von unserm Gretelein.
Die Hexe musste braten, die Kinder geh'n nach Haus.
Nun ist das Märchen von Hans und Gretel aus.

(Volkslied)

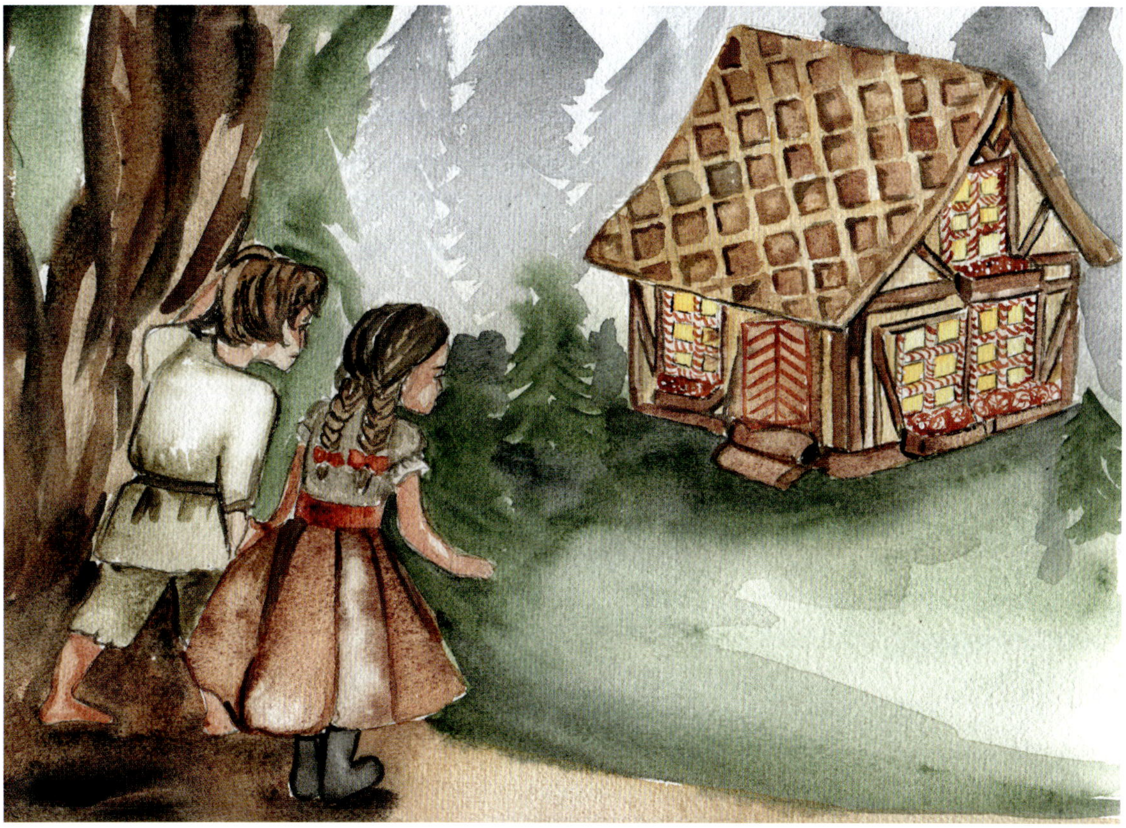

Unser Verein spielt

Auf dem Fußballplatz

Fußball hat sich schon vor Jahrzehnten zum Volkssport entwickelt. Fußball als Thema für bettlägerige Menschen anzubieten, eignet sich vor allem für Sportbegeisterte, für Fußballfans und einst aktive Spieler. Bevorstehende Meisterschaften oder aktuell stattgefundene Spiele können Sie dabei aufgreifen und hervorheben.

Material und Vorbereitung

- Fußballzeitschrift (für schwächere Personen 1–3 interessante Artikel oder Abbildungen vorab mit Reitern zwischen den Seiten kennzeichnen)
- aktuelle Tageszeitung mit Spielergebnissen (die Seite mit den Ergebnistabellen schon vorher aufblättern bzw. zurechtlegen)
- 1 Ball (nicht zu hart, wenn möglich mit Fußballmuster)
- Fanartikel wie Schal, Fahne, Trikot vom Heimatverein oder einem anderen Verein

Ablauf

- Bauen Sie nach der Begrüßung Ihre Materialien in Sichtweite auf und preisen Sie Ihr Thema an. Schaffen Sie den Bezug z.B. durch Nennen eines aktuellen wichtigen Spiels oder durch das Zeigen Ihrer mitgebrachten Fanartikel.
- Dann legen Sie die Fußballzeitschrift auf die ausgezogene, leicht schräg gestellte Nachttischplatte und nutzen sie für den Einstieg in ein Gespräch über Spieler, Trainer und Vereine.
- Sie blättern gemeinsam die Zeitschrift durch.
- Bei schwächeren Personen können Sie Hilfe anbieten und, wenn nötig, das Umblättern übernehmen. Wenn Sie vorab interessante Seiten mit Reitern kennzeichnen, vermeiden Sie Ermüdung durch zu langsames und zu langes Blättern.
- Wenn jemand nicht sprechen kann, stellen Sie bitte keine Fragen. Sie sprechen kurz zu interessanten Themen in der Zeitschrift und warten auf Bestätigung durch Mimik oder Gestik, z.B.: „Hier auf der Seite sind die Vereinsem-

bleme der Bundesliga-Mannschaften abgebildet." Sie zeigen gezielt auf den regionalen Verein, um diesen hervorzuheben, und beobachten die Mimik der Person.

- Bitte die Person nicht überfordern – je nach Belastbarkeit 1 bis 3 Artikel oder Abbildungen ansprechen. Sollte Ihr Gegenüber erschöpft sein, beenden Sie Ihr Angebot mit dem Zuschlagen der Zeitschrift und lesen das wichtigste Spielergebnis aus der Tageszeitung vor.

Weiterführung Ist die Person nach dem ersten Teil noch interessiert und aktiv, heben Sie sich das Vorlesen der Ergebnisse noch ein wenig auf und bauen Sie einen Bewegungsteil mit dem Ball ein. Sie können kleine Aufwärmübungen gestalten oder Einwürfe ausführen:

- Aufwärmen: Den Ball über die Bettdecke 3-mal hin- und herrollen.
- Einwurf: Den Ball 3-mal angepasst zuwerfen.
- Danach die Hände zu Fäusten ballen und, so schnell es geht, kleine Box-Bewegungen machen.
- Tief ein- und ausatmen.

Abschluss

- Jetzt werden die aktuellen Spielergebnisse verlesen. Sie nehmen Ihre vorbereitete Tageszeitung und lesen zur Abrundung die wichtigsten Ergebnisse vor. Verabschieden Sie sich anschließend mit passenden Worten.

Im Garten

Umgraben, einpflanzen, ernten

Ein Aktivierungsangebot nicht nur für Personen, die einen Garten hatten. Sie können dieses Thema bei fast allen bettlägerigen Menschen einbringen.

Material

- Gartenbuch oder Gartenzeitschrift
- evtl. 1 Samenpäckchen
- 1 kleine Schippe, Hacke oder Harke (nur für Personen, die sich nicht gefährden; Gartengeräte, bitte kein Sandspielzeug)
- 1 Blume/Pflanze oder Gemüse (Möhre, Radieschen mit Grün)
- 1 Korb

Vorbereitung

- Bereiten Sie einen Korb mit den oben genannten Gartenutensilien vor. Sie können je nach Ihren Ideen auch noch etwas hinzufügen.

Bitte ohne Absprache keine Erde zu bettlägerigen Menschen mitbringen. Aufgrund von Hygienerichtlinien ist dies nicht in allen Einrichtungen erlaubt. Im häuslichen Bereich sollte dies immer vorher mit den Angehörigen abgeklärt werden.

Ablauf

- Zeigen Sie bei der Begrüßung Ihre mitgebrachten Gartenutensilien und bereiten Sie anschließend das Bett und den Nachttisch vor.
- Zeigen Sie das Gartenbuch oder die Zeitschrift und blättern Sie gemeinsam darin. Beginnen Sie ein Gespräch zur Gartenarbeit, zu Pflanzen, Gemüsesorten, Obstsorten, Beeren oder Blumen. Suchen Sie sich drei typische Bewegungsverknüpfungen zum Thema „Gartenarbeit“ aus (s.u.) und bauen Sie diese ein. Fordern Sie die Person, wenn es ihr möglich ist, zum Mitmachen auf. Passend zu der Bewegung zeigen Sie ein Gartengerät.

- Bei bettlägerigen Menschen, die nicht sprechen können, übernehmen Sie das Reden und suchen die Bestätigung der Person über die Mimik.

Gartenarbeit – Bewegungsbeispiele

- umgraben (mit beiden Händen nachmachen)
- hacken (mit beiden Händen nachmachen)
- harken (mit beiden Händen nachmachen)
- Unkraut zupfen (mit den Fingern)
- Obst pflücken (abwechselnd nach oben greifen)

Bitte Gartengeräte nie in Reichweite hinlegen, immer nur in Sichtweite. Geben Sie der Person ein Gartengerät nicht in die Hände, es besteht erhöhte Verletzungsgefahr!

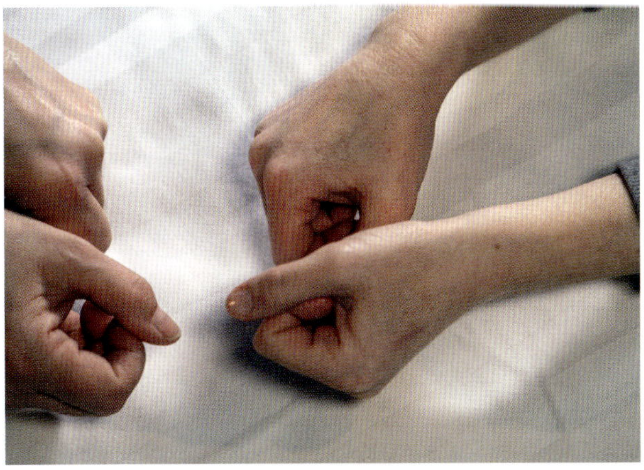

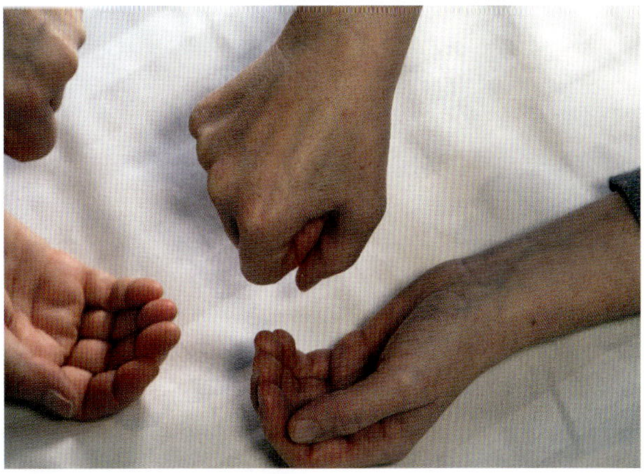

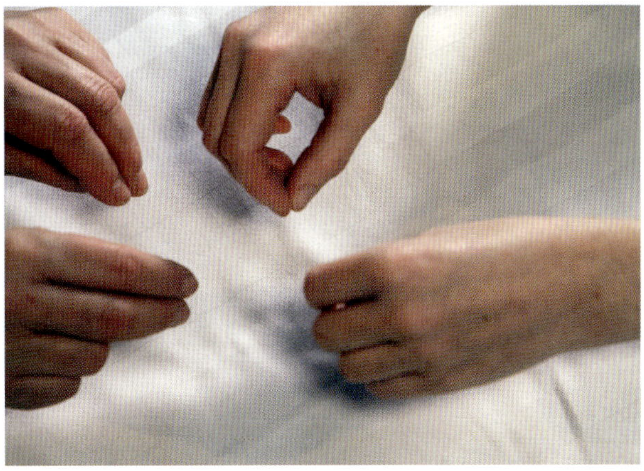

Abschluss

- Schauen Sie sich gemeinsam die mitgebrachten Samen, die Blume, Pflanze oder das Gemüse an und geben Sie diese nach Möglichkeit der Person in die Hände. Abschließend sammeln Sie die Gartenutensilien wieder ein.
- Mit ein paar lobenden Worten verabschieden Sie sich.

Ideen und Beispiele für die schnelle Umsetzung

Gartenarbeit

Umgraben, hacken, harken, säen, einpflanzen, gießen, Unkraut zupfen, Baum-Obst oder Beeren pflücken, Gemüse ernten

Gartengewächse, typische Pflanzen

Pflanzen	Gemüse	Obst/Beeren
Gehölze	Möhren	Äpfel
Blumen	Radieschen	Birnen
Sträucher	Tomaten	Himbeeren
Kräuter	Salat	Brombeeren
Stauden	Bohnen	Johannisbeeren

Blumen

Frühlingsblumen	Sommerblumen	Herbstblumen
Schneeglöckchen	Rose (ohne Dornen)	Sonnenblume
Tulpe	Sommer-Aster	Heidekraut
Stiefmütterchen	Löwenmäulchen	Alpenveilchen
Primel	Bartnelke	Chrysantheme
Narzisse	Gladiole	Herbst-Anemone

Ein Tag im Wald

Bäume, Früchte, Tiere, Luft

Ein Spaziergang durch den Wald gibt uns Kraft und Entspannung. Wir erfreuen uns an der Vielfalt der Natur, an den mächtigen Bäumen, die sich im Wind bewegen. Wenn wir uns ruhig verhalten, huscht vielleicht ein Reh an uns vorbei. Der Wald ist eine Oase sowie eine Entdeckungsreise mit herrlich frischer Luft. All diese Assoziationen lassen es zu, mit bettlägerigen Menschen einen gedanklichen Waldspaziergang zu unternehmen.

Material

- 1 großes Tuch (für die Bettdecke)
- 1 Laubbaumzweig
- 1 Nadelbaumzweig
- 1–2 Stücke Holz, Baumrinde oder Blätter
- 1–2 verschiedene Waldfrüchte wie Beeren, Blüten, Eicheln, Tannenzapfen
- 1–2 Bilder von einem Reh, Vogel oder anderen Waldtieren
- 1 Korb, Tablett oder Beutel für die Naturmaterialien

Diese Vorschläge für Naturmaterialien aus dem Wald können Sie selbstverständlich ergänzen oder auch verändern.

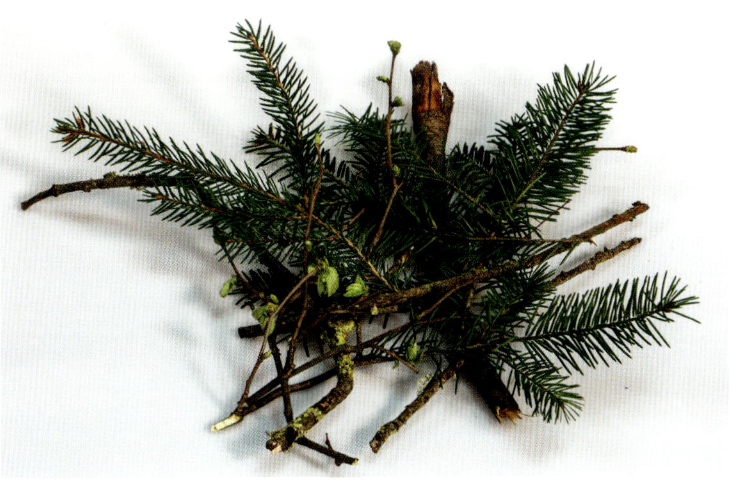

Ablauf

- Sie begrüßen die Person, lassen sie einen kurzen Blick auf Ihre mitgebrachten Naturmaterialien werfen, begleiten dies mit ein paar Worten und bereiten Ihren gemeinsamen Waldspaziergang vor.
- Legen Sie das Tuch über die Bettdecke und ziehen Sie die Nachttischplatte über das Bett. Stellen Sie den Korb oder das Tablett auf die ausgezogene Platte, sodass die Person den Inhalt sehen oder wahrnehmen kann. Jetzt legen Sie alle mitgebrachten Waldschätze auf die Nachttischplatte.

Bei Personen, die unkontrolliert zugreifen oder Gegenstände in den Mund nehmen, legen Sie die Materialien unbedingt nur in Sichtweite.

- Machen Sie nun gemeinsam einen gedanklichen Spaziergang in den Wald und begleiten Sie ihn mit ein paar eigenen Worten, z.B.: „Lassen Sie uns gemeinsam gedanklich in den Wald gehen ...“, „Da ich weiß, dass sie oft und gerne im Wald waren, habe ich Ihnen heute einen kleinen Wald mitgebracht ...“.
- Zeigen Sie die Zweige, lassen Sie die Person an ihnen riechen, geben Sie ihr die Zweige (wenn möglich) in die Hände. Sagen Sie begleitend, von welchem Baum sie stammen, z.B. Tanne, Kiefer, Eiche.
- Zeigen Sie die Holzstücke oder die Baumrinde und ermutigen Sie die Person, sie mit den Händen zu ertasten.
- Wenn jemand nicht zugreifen und den Zweig oder den Tannenzapfen zur Nase führen kann, unterstützen Sie die Handlung durch Führen der Hand, oder übernehmen Sie die Handlung komplett und begleiten diese mit Worten.
- Jetzt können Sie das bewusste Atmen mit einbauen: Öffnen Sie zunächst das Fenster, um frische Luft ins Zimmer zu lassen. Fordern Sie nun die Person auf, an die frische Luft im Wald zu denken, und nehmen Sie gemeinsam ein bis drei tiefe Atemzüge. Betonen Sie mit ein paar Worten, wie wohltuend die frische Luft ist.

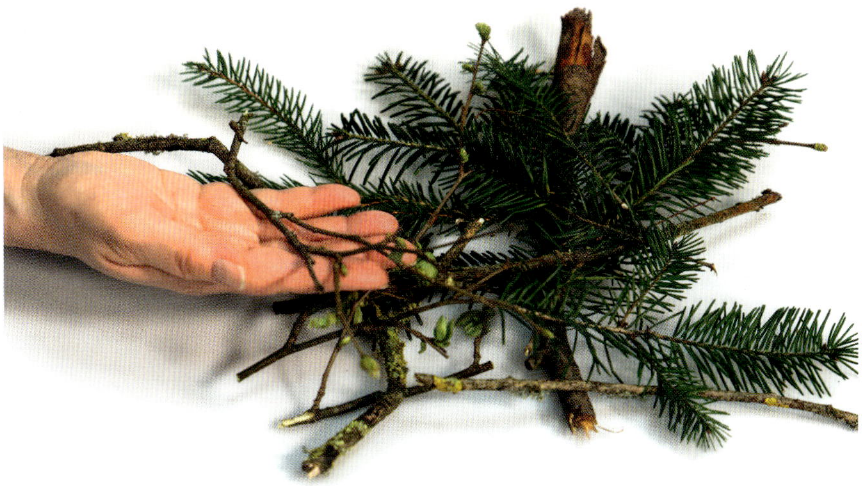

- Anschließend „pflücken“ Sie zusammen Tannenzapfen, Beeren oder Eicheln: Die Pflückbewegung bauen Sie 1- bis 3-mal ein: Die Arme werden, soweit möglich, nach oben und nach vorn ausgestreckt, die Hände machen Greifbewegungen.
- Schauen Sie danach gemeinsam an, was sie gepflückt haben: Geben Sie genügend Zeit zum Betrachten und Betasten der mitgebrachten Waldfrüchte.
- Reichen die Kraft und Ihre Zeit noch für das Beobachten von Tieren, zeigen Sie Ihre mitgebrachten Bilder von Reh, Vogel oder anderen Waldtieren.

Abschluss

- Um den Waldspaziergang abzurunden, beenden Sie die Aktivphase und lesen Sie noch ein passendes Gedicht vor. Sie können Ihren Waldspaziergang genauso auch mit einem passenden bekannten Lied beenden, z.B. „Ein Männlein steht im Walde“.

Ein Männlein steht im Walde

Ein Männlein steht im Walde
Ganz still und stumm.
Es hat vor lauter Purpur
Ein Mäntlein um.
Sagt, wer mag das Männlein sein,
das da steht im Wald allein
Mit dem purpurroten Mäntelein?

Das Männlein steht im Walde
Auf Einem Bein
Und hat auf seinem Haupte
Schwarz Käpplein klein.
Sagt, wer mag das Männlein sein,
Das da steht im Wald' allein
Mit dem kleinen schwarzen Käppelein?

(August Heinrich Hoffmann von Fallersleben)

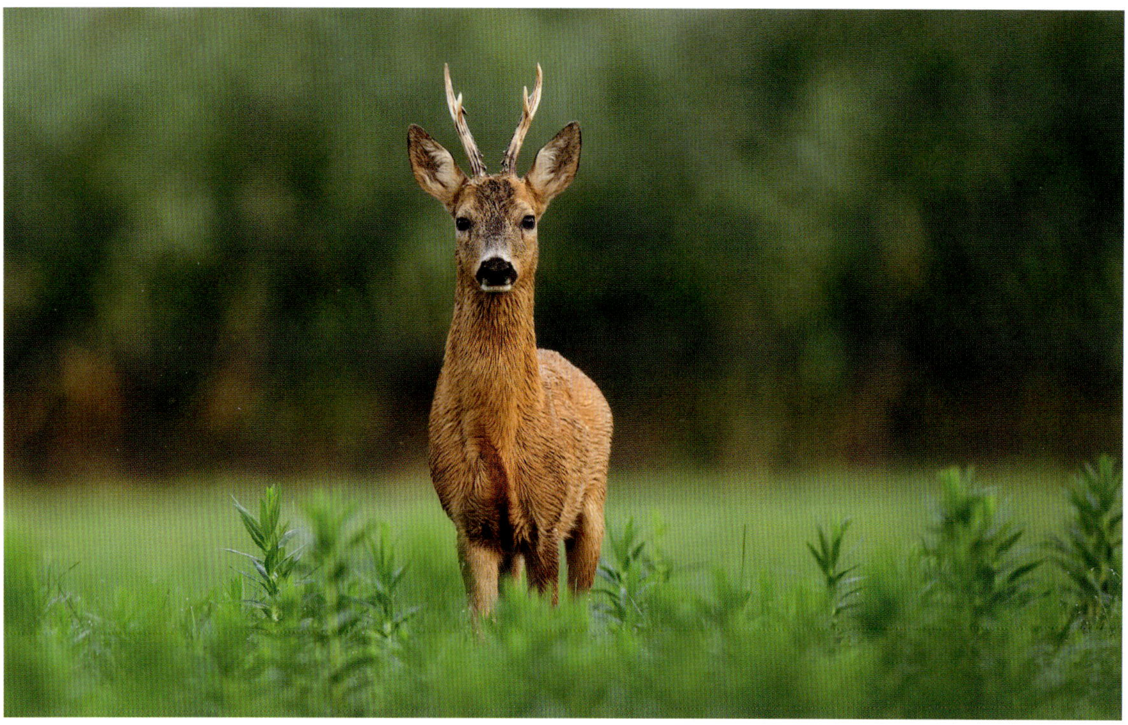

Sommersonne

Wir fahren an die See

Ein ideales Aktivierungsangebot in der Sommerzeit. An einem warmen, sonnigen Tag zieht es uns zum Wasser. Die einen mögen es, kalt zu duschen, andere machen sich auf zu einem Spaziergang, entlang am Fluss- oder Seeufer. Heute packen Sie Ihr Badezeug und fahren an den See!

Material

- vorbereitete Liste oder Tabelle mit Verknüpfungen (Assoziationen) zum Thema (s.u.)
- 1 Badetasche
- 3–5 individuell ausgewählte Materialien (z.B. Decke, Badetuch, halb aufgepumpter kleiner Wasserball, Sonnenhut, Sonnenbrille)
- evtl. Ballpumpe
- Desinfektionsmittel/Desinfektionstuch

Vorbereitete Beispieltabelle „Wir fahren an den See“

Was packen wir ein?	An welchen See können wir fahren?	Was können wir am See machen?
Decke	Bodensee	Decke ausbreiten
Badetuch	Wannsee	ausruhen
Badeanzug/Badehose	Müritz	baden/schwimmen
Sonnenhut	Cospudener See	die Aussicht genießen
Sonnenbrille	Laacher See	am Badestrand spazieren gehen
Sonnencreme	Scharmützelsee	uns eincremen
Zeitschrift/Buch	Edersee	lesen
Getränke/Essen	Mahndorfer See	essen/trinken
Wasserball	Öjendorfer See	Wasserball spielen

Ablauf

- Klopfen Sie an die Tür, betreten Sie das Zimmer und begrüßen Sie die Person mit motivierendem Klang in Ihrer Stimme. Beschreiben Sie mit eigenen Worten Ihren geplanten Badeausflug und zeigen passend dazu Ihre gepackte Badetasche. Vielleicht tragen Sie die Decke zusammengerollt unter Ihrem Arm. Somit haben Sie den Anfangsreiz gesetzt und die Person ist vorbereitet.
- Stellen Sie das Bett sowie das Kopfteil auf die richtige Höhe und bringen Sie die Person somit in die bestmögliche Position. Stellen Sie die Badetasche auf der ausgezogenen Nachttischplatte neben dem Bett ab. Erwähnen Sie noch einmal, dass Sie bei dem schönen sonnigen Wetter einen gedanklichen Badeausflug an den See unternehmen werden. Jetzt breiten Sie auf dem Bett die mitgebrachte Decke aus.
- Ist die Person motorisch in der Lage, lassen Sie sich helfen. Geben Sie ihr ein Stück vom Rand der Decke in die Hände und lassen Sie die Person ziehen, zupfen, legen, glattstreichen (je nach Fähigkeit).
- Sie nehmen sich einen Stuhl und setzen sich der Person gegenüber an die Bettseite.

Variante 1 Z. B. für motorisch stark eingeschränkte Personen, für Personen, die nicht sprechen können, für demenziell erkrankte Menschen

- Packen Sie schrittweise die Tasche aus. Nehmen Sie das Badetuch aus der Tasche, zeigen Sie es und geben Sie es der Person in die Hände, sodass sie es ertasten kann. Begleiten Sie die Aktion mit passenden Worten, z.B.: „Das ist das Badetuch zum Abtrocknen, wenn wir aus dem Wasser kommen."
- Greifen Sie erneut in die Badetasche und holen Sie den Sonnenhut heraus. Zeigen Sie den Sonnenhut und geben Sie auch diesen der Person in die Hände zum Ertasten. Sie begleiten den Schritt mit passenden Worten.
- Jetzt holen Sie den halb aufgepumpten Wasserball heraus, knautschen ihn ein wenig und geben ihn weiter. Sie begleiten auch dies mit passenden Worten. Nehmen Sie den Wasserball nun der Person behutsam aus den Händen und pumpen oder pusten Sie ihn am Bett vollständig auf. Achten Sie darauf, dass die Person Ihr Vorgehen mit den Augen verfolgen kann.

Wenn Sie den Wasserball mit dem Mund aufpusten, klären Sie vorab die Hygienerichtlinien ab und desinfizieren Sie bitte das Mundstück.

- Jetzt zeigen Sie den Wasserball und spielen ihn der Person sachte durch sanftes Rollen, Anschubsen oder durch vorsichtiges Werfen 3-mal zu. Ermutigen Sie ggf. die Person, den Ball zurückzuspielen.
- Nun wird es aber Zeit, ins Wasser zu gehen. Sie legen den Wasserball zur Seite und „gehen schwimmen". Zeigen Sie die Schwimmbewegung und motivieren Sie die Person, mitzuschwimmen (auch wenn es nur sehr kleine Bewegungen sind). Sie können unter Handführung auch gemeinsam die Schwimmbewegung ausführen. Überschreiten Sie dabei auf keinen Fall das mögliche Bewegungsausmaß der Person und achten Sie auf die Reaktion durch Mimik, Sprache und Gestik.
- Aus dem Wasser gekommen, nehmen Sie das Badetuch. Übergeben Sie der betreffenden Person auch einen Zipfel zum Abtrocknen oder Abrubbeln der Hände.
- Zur verstärkten Reizsetzung können Sie mit dem Badetuch auch die Hände der Person abtupfen. Betonen Sie mit eigenen Worten, wie schön der „Tag am See" war und kommen Sie zum Abschluss der Aktivierung (s.u.).

Variante 2: Für bettlägerige Menschen, die keine Einschränkungen in ihrer Gedächtnisfunktion haben

- Bei dieser Variante können Sie, bevor Sie die Tasche auspacken, ein Gespräch integrieren. Dabei tragen Sie zusammen, an welchen See Sie fahren möchten und welche Seen die Person kennt oder an welchen sie schon einmal war. Nun packen Sie alle 3 bis 5 mitgebrachten Sachen aus und lassen der Person Raum für eigene Verknüpfungen, Erinnerungen und Ideen. Geben Sie zu den Äußerungen das passende Material in die Hände. An dieser Stelle können Sie auch fragen, was in der Tasche noch fehlt oder was die Person noch mitnehmen würde.

- Achten Sie darauf, dass die Person nicht zu sehr abschweift. Sollte dies vorkommen, lenken Sie diplomatisch zurück und bringen Sie z.B. ein weiteres Material in den Vordergrund. Auch wird, wie in Variante 1, der Wasserball vollständig aufgepumpt und zugespielt.
- Anschließend tragen Sie zusammen, was man bei einem Ausflug an den Badesee noch machen könnte.
- Danach geht es „ins Wasser“, und wie in Variante 1 führen Sie gemeinsam typische Schwimmbewegungen aus. Rubbeln Sie zunächst selbst Ihre Hände mit dem Badetuch ab, übergeben Sie es dann der Person und lassen Sie sie die Bewegung nachahmen.
- Schauen Sie kurz auf die Uhr und erwähnen Sie, dass es Zeit wird zusammenzupacken.

Abschluss

- Räumen Sie die Tasche mit bestmöglicher Hilfe Ihres Gegenübers ein. Diese Hilfe kann auch nur im Halten eines Henkels bestehen. Den Wasserball lassen Sie aufgepumpt und legen ihn zur Seite. Legen Sie die Decke wieder zusammen. Stellen Sie den Stuhl zurück, bringen Sie das Bett und das Kopfteil auf die gewünschte oder übliche Höhe.
- Nehmen Sie schließlich die Badetasche, klappen Sie die Nachttischplatte ein und stellen Sie sich mit Ihren Sachen ans Bett, sodass die Person Blickkontakt aufnehmen kann.
- Verabschieden Sie sich mit zugewandten, passenden Worten zum Thema.

Herbstwind

Bunte Blätter, Kastanien, Eicheln

Der Herbst ist eine bunte und bewegte Jahreszeit. Die Blätter an den Bäumen färben sich und der stürmische Herbstwind trägt sie davon. Die Kinder haben Freude, ihre Drachen im Wind steigen zu lassen. Ihre selbstgebastelten leuchtenden Laternen tragen sie stolz mit Gesang beim Laternenumzug zum Martinstag. Der Herbst verspricht Veränderung und ist für Natur und Tiere die Vorbereitung auf den Winter. Herbstzeit ist Erntezeit, sie wird mit dem Erntedankfest gefeiert. Je nach Region gibt es noch viele andere beliebte Feste wie Weinfeste, Oktoberfeste und Kirmes. Der Herbst bietet eine breite Farbpalette zur Gestaltung einer Aktivierung.

Material

- 3–7 verschiedene bunte Blätter
- 1–3 Kastanien, 1–3 Eicheln
- 3 Tücher in Herbstfarben (z.B. in Gelb, Orange, Grün, Rot, Braun)
- Herbstzeitschrift oder Buch zum Herbst
- Lied/Liedtext: „Bunt sind schon die Wälder“ (s.u.)
- 1 LED-Licht im Kerzenglas für die Gemütlichkeit (je nach Wetterlage)
- 1 Korb oder 1 Box für die Materialien

Die Materialien können auf die jeweilige Person abgestimmt und erweitert werden.

Bitte wählen Sie kein rotes Tuch zum Schwingen. Rot ist eine Signalfarbe und kann höhere motorische Unruhe oder gar Angst hervorrufen. Das rote Tuch können Sie unter die Materialien legen.

Achten Sie darauf, dass die Herbstfrüchte nicht zum Mund geführt werden.

Ablauf

- Treten Sie ans Bett und begrüßen Sie die zu aktivierende Person. Zeigen Sie den mitgebrachten Materialkorb und schaffen Sie eine Verknüpfung mit passenden Worten zum Thema „Herbst". Wenn der Blick aus dem Fenster etwas über den Herbst verrät, bauen Sie das gerne mit ein.
- Stellen Sie den Materialkorb ab und bereiten Sie das Bett und das Umfeld vor. Achten Sie auf die bestmögliche Position der Person. Ziehen Sie die Nachttischplatte heraus und bauen Sie die Materialien in Sichtweite für die Person und in Reichweite für Sie auf. Nehmen Sie zwei Tücher und legen Sie diese etwas zusammengerafft auf die Tischplatte. Auf die Tücher legen Sie schön drapiert die bunten Blätter, Kastanien und Eicheln sowie die Herbstzeitschrift. In der Mitte oder weiter hinten können Sie das LED-Licht aufstellen. Das dritte Tuch legen Sie seitlich dazu griffbereit. Setzen Sie sich der Person gegenüber seitlich an das Bett.

Variante I Für alle interessierten und für den Herbst zu begeisternden Menschen

- Sie leiten die Aktivierung mit passenden Worten zum Thema „Herbst" ein. Betonen Sie, dass Sie den Herbst ins Haus geholt haben und zeigen Sie auf die Materialien.
- Fragen Sie, ob die Person den Herbst mag. Kann jemand nicht sprachlich antworten, lassen Sie die Frage durch Nicken bestätigen.
- Nun zeigen Sie die mitgebrachten Blätter und geben, wenn möglich, eines der Person in die Hände. Jetzt können Sie Verbindungen über das **Gedächtnis** knüpfen und tragen gemeinsam typische Herbstfarben zusammen.

- Schaffen Sie dann mit ein paar Worten einen Übergang zu den Herbstfrüchten. Sie nehmen der Person das Blatt wieder ab und geben ihr eine Kastanie in die Hand. Sie nehmen selbst auch eine Kastanie in die Hand und bewegen sie hin und her. Gemeinsam ertasten Sie die Kastanien und sprechen darüber, wie sie sich anfühlen (**Wahrnehmung** über das Tasten: kalt, glatt, weich ...). Kann jemand nicht sprachlich antworten, sind auch hier Antworten über Gestik und Mimik möglich.
- Nehmen Sie jetzt eine Eichel, zeigen Sie diese, nehmen Sie der Person die Kastanie behutsam ab und geben Sie ihr die Eichel in die Hand. Nehmen Sie

ebenfalls eine Eichel in die Hand. Jetzt ertasten Sie gemeinsam die Eicheln. Vielleicht äußert die Person eine Erinnerung, z.B. an das Sammeln von Kastanien und Eicheln für die Futterkrippe im Wald oder an das Kastanienmännchen-Basteln in der Kindheit.
Kann jemand nicht sprechen, dann geben Sie die Verknüpfung vor und fragen Sie so, dass die Person durch Nicken antworten kann.
Nehmen Sie ihr nun die Eichel behutsam wieder ab und legen Sie sie zurück zu den anderen Materialien.

- Als Übergang zum **Bewegungsteil** nutzen Sie die hergeleitete Verknüpfung und machen gemeinsam einen Fantasie-Spaziergang, um Kastanien und Eicheln zu sammeln. Begleiten Sie die Aktion mit passenden Assoziationen und beziehen Sie die Person mit ihren eigenen Erinnerungen ein. Machen Sie gemeinsam entsprechende Bewegungen. Hier einige Beispiele:

Draußen tobt der Wind und die Bäume wiegen sich.

- Nehmen Sie ein Tuch (nicht rot) und geben Sie es der Person in beide Hände.
- Jetzt wird das Tuch vor und zurück bewegt. Schafft es die Person nicht ohne Hilfe, führen Sie die Bewegung ihrer Hände. Sie passen sich dabei dem Bewegungsradius der Person an und schwingen 2- bis 5-mal vor und zurück.

Es wird noch stürmischer.

- Das Tuch wird einige Male zu den Seiten hin- und herbewegt. Der Bewegungsradius beträgt vielleicht nur wenige Zentimeter, und der Schwung ist im verlangsamten Rhythmus. Dennoch ist auch diese kleine Bewegung ein Erfolg. Sie passen sich den Möglichkeiten der Person an.

Der Wind lässt etwas nach.

- Sie nehmen der Person das Tuch wieder ab.

Jetzt sammeln Sie gemeinsam die heruntergefallenen Kastanien und Eicheln auf.

- Passend dazu machen Sie gemeinsam Greifbewegungen mit den Händen.

Die Herbstfrüchte werden im Wald an der Futterkrippe abgeladen und es wird Zeit, wieder ins Warme zu kommen.

Abschluss Je nach Motivation können Sie zum Abschluss noch zusammen in der Herbstzeitschrift blättern. Fragen Sie nach der Befindlichkeit Ihres Gegenübers und beachten Sie Mimik und andere Reaktionen. Bei Anzeichen von Erschöpfung zeigen Sie nur ein attraktives Bild aus der Zeitschrift. Eine andere Möglichkeit zum Ausklang ist es, gemeinsam das Herbstlied zu singen. Entscheiden Sie je nach Vorlieben und Wunschäußerung.

Bunt sind schon die Wälder

Bunt sind schon die Wälder,
gelb die Stoppelfelder,
und der Herbst beginnt.
Rote Blätter fallen,
graue Nebel wallen,
kühler weht der Wind.

Wie die volle Traube
aus dem Rebenlaube
purpurfarbig strahlt!
Am Geländer reifen
Pfirsiche, mit Streifen
rot und weiß bemalt.

Flinke Träger springen,
und die Mädchen singen,
alles jubelt froh!
Bunte Bänder schweben
zwischen hohen Reben
auf dem Hut von Stroh.

Geige tönt und Flöte
bei der Abendröte
und im Mondesglanz;
junge Winzerinnen
winken und beginnen
frohen Erntetanz.

(Volkslied)

Variante 2 Für bettlägerige Menschen, die Schädigungen in der Gedächtnisfunktion haben oder demenziell erkrankt sind

- Sie leiten die Aktivierung mit passenden Worten ein und zeigen auf die mitgebrachten Materialien. Um die Verknüpfung zum Thema herzustellen und die Wahrnehmung anzuregen, nehmen Sie eines der Blätter und bewegen es in angemessenem Abstand direkt in das Blickfeld der Person.
- Geben Sie Ihrem Gegenüber Zeit zum Registrieren, Wahrnehmen und Beobachten. Wenn möglich, stimulieren Sie anschließend über Berührung und legen Sie der Person das Blatt an die Hand.

Geben Sie der Person das Blatt nur bei kontrollierter Greiffunktion direkt in die Hand.

- Nehmen Sie das Blatt aus der Hand der Person und bewegen Sie es über das Blickfeld langsam zurück.
- Passend zu dem Blatt stellen Sie eine Verknüpfung über das **Gedächtnis** her und zählen Sie die typischen Herbstfarben auf, z.B.: rote Blätter, gelbe Blätter, braune Blätter. Zeigen Sie dazu jeweils ein weiteres Blatt und anschließend ein farblich passendes Tuch.
- Geben Sie der Person das Tuch in die Hände, damit sie es in ihrem möglichen Bewegungsausmaß ertasten kann. Fordern Sie dabei nichts. Lassen Sie Zeit zum Wahrnehmen und beobachten Sie die ausgeführte **Bewegung**, ohne zu werten.
- Es ist nicht ungewöhnlich, dass schwer erkrankte Menschen sowie Menschen mit fortgeschrittener Demenz schnell erschöpft sind und Sie nicht dazu kommen, auch noch Kastanien und Eicheln zu zeigen. Ist dies der Fall, leiten Sie die Aktivierung aus.

Abschluss Begleiten Sie die Ausleitung mit passenden Worten zu der ausgeführten Aktivierung, z.B. zu Herbstblättern, Herbstfarben. Je nach persönlicher Note können Sie auch in der Zeitschrift blättern und über Gesehenes sprechen. Ist in der Herbstzeitschrift etwa ein wunderschöner Baum mit vielen bunten Herbstblättern abgebildet?

Vielleicht wählen Sie zum Ausklang auch das Herbstlied. Bitte achten Sie beim Vorsingen auf die Stimmlage und beobachten Sie die Mimik der Person.

Abschluss

- Räumen Sie alle mitgebrachten Materialien zurück in den Korb und sagen Sie nebenher ein paar abschließende Worte zur Vielfalt und Farbenpracht im Herbst.
- Klappen Sie die Nachttischplatte ein und achten Sie darauf, dass die Person sich in einer angenehmen Position befindet. Verabschieden Sie sich mit zugewandten, freundlichen Worten.

Ideen zum Thema „Herbst": Bewegung, Wahrnehmung und Gedächtnis

Bewegung/Assoziation	Wahrnehmung	Gedächtnis
Arme vor-/hoch-/zur Seite schwingen: Wind	bunte Blätter zeigen: sehen	Herbstfarben: Gelb, Orange, Rot, Braun
vor-/hochgreifen: Äpfel pflücken	mit Blättern rascheln: hören	Herbstwetter: Wind, Sonne, Regen, Sturm
mit den Händen kleine Greifbewegungen machen: Kastanien, Eicheln sammeln	Fenster kurz öffnen: Wind hören/spüren, Herbstluft atmen	Herbstfrüchte: Eicheln, Kastanien, Bucheckern, Hagebutten, Nüsse
Hände umeinander kreisen: Schnur vom Drachen aufwickeln	Herbstlied singen oder vorspielen: hören. Miteinander singen: Vibration, Tiefenwahrnehmung	Feiertage/Feste: Erntedank, Allerseelen, Allerheiligen, Halloween, Weinfest, Oktoberfest
schwingen mit farbigem Tuch, z.B. in Gelb, Orange (nicht in Rot): Wind, Herbstfest, bunte Blätter	Blätter, Kastanien, Eicheln, Bucheckern in die Hände geben: tasten	Aktionen: Spaziergang, Blätter sammeln, Kastanien und Eicheln für die Tiere sammeln, Drachen steigen lassen, ernten, Laterne laufen, Kastanientiere basteln

Winterzauber

Schneeflocken und Eiskristalle

Ein verzauberndes Erlebnis vor allem für bettlägerige Menschen, denen nicht die Möglichkeit gegeben ist, im Winter ins Freie zu kommen. Ermöglichen Sie die Teilhabe und bringen Sie den Schnee und die Eiskristalle ins Haus. Teilen Sie die Begeisterung für das Bauen von Schneemännern, schwelgen Sie in Erinnerungen und träumen Sie gemeinsam vom Schlittschuhlaufen auf dem zugefrorenen See.

Nicht jeder Mensch liebt den Winter, bitte beachten Sie die Vorlieben!

Wenn Sie frischen Schnee in die Aktivierung einbauen möchten, müssen Sie bei den richtigen Wetterbedingungen spontan entscheiden und handeln. Es empfiehlt sich daher, andere passende Inhalte schon vorab vorzubereiten.

Material und Vorbereitung

- Eiszapfen abbrechen und bis zum Gebrauch ins Gefrierfach legen *oder*
- Eiszapfen in spitz zulaufenden Gefäßen selbst herstellen: Gefäße mit kaltem Wasser füllen und in den Gefrierschrank stellen
- sauberen Schnee von draußen in einer Schüssel o.Ä. ins Zimmer bringen und sofort verwenden

Weitere Materialien

- 1 großes und 1 kleines Handtuch (für Schnee und Eiszapfen)
- 2–3 Postkarten oder Fotos zum Winter
- Laptop/Tablet/Betreuer-Tablet zum Zeigen von Winterbildern oder Kurzfilmen (2–5 Minuten Länge), z.B. zum Thema „Winterlandschaft“, „Wintersport“, „Schneefall“, „Tiere im Winter“

Ablauf bei Einsatz von frischem Schnee

- Nehmen Sie die Handtücher, Postkarten und das Tablet sowie die Schüssel und kündigen Sie sich durch Klopfen an der Zimmertür an.
- Beim Betreten des Zimmers und beim Näherkommen grüßen Sie schon von Weitem und kündigen Sie die großartige Nachricht an, dass draußen Schnee liegt.
- Fragen Sie die Person, ob sie gesehen hat, dass es geschneit hat.
- Stellen Sie Ihr Material in Sichtweite ab. Bereiten Sie den Nachttisch vor. Ziehen Sie die Nachttischplatte heraus, ohne sie übers Bett zu ziehen, stellen Sie sie etwas schräg und legen Sie das große Handtuch darauf. Bereiten Sie das Bett weitestgehend vor und stellen Sie das Kopfteil auf die bestmögliche, aber sichere Position, da Sie noch einmal das Zimmer verlassen müssen. Sagen Sie, dass Sie kurz rausgehen und mit einer Überraschung zurückkommen.
- Nehmen Sie die Schüssel und laufen Sie los. Überlegen Sie sich schon vorher den schnellsten Weg nach draußen und zurück. Draußen angekommen, nehmen Sie mit den Händen eine gute Portion Schnee und füllen Sie damit die Schüssel. Laufen Sie mit der gefüllten Schüssel auf dem kürzesten Weg zurück. Klopfen Sie an die Tür und betreten Sie erneut das Zimmer.
- Jetzt preisen Sie den Schnee mit passenden Worten an. Zeigen Sie die gefüllte Schüssel, stellen Sie sie auf der Nachttischplatte ab und schieben Sie diese über das Bett. Bleiben Sie seitlich am Bett stehen und holen Sie in Ihren Händen etwas Schnee aus der Schüssel. Lassen Sie der Person Zeit, den Schnee anzusehen. Legen Sie gerne etwas Schnee auf das Handtuch. Vielleicht ist die Person neugierig und greift von selbst in den Schnee. Ansonsten nehmen Sie eine kleine Menge und tupfen damit an die Finger. Beobachten Sie die Reaktion über Mimik und Bewegung. Hören Sie genau hin, welche Rückmeldung über das Sprechen kommt. Eine Aktivierung mit frischem Schnee ist immer ein aufregendes Wintererlebnis.
- Wenn keine Abwehrreaktion zu beobachten ist, können Sie eine Hand zum Schnee führen oder eine größere Menge Schnee zu den Händen führen. Bitte nur für ein paar Sekunden den Reiz setzen. Schnee, Eis und Kälte sind intensive Reize.
- Stellen Sie anschließend die Schüssel zur Seite. Trocknen Sie durch Tupfen die Hände mit dem kleinen Handtuch ab. Legen Sie die Handtücher zur Seite.

- Je nach Wachheit und Motivation können Sie noch die passenden Postkarten zeigen und über Winterlandschaften, den Zauber des fallenden Schnees und Eisblumen an den Fenstern sprechen.
- Bei aktiveren und belastbareren Personen können Sie zusätzlich Winterbilder oder einen Film mit einer Schneelandschaft auf dem Tablet ansehen. Für Wintersportbegeisterte wählen Sie einen passenden Film, z.B. zu Sportarten wie Skispringen, Rodeln, Biathlon.

Ablauf beim Einsatz von Eiszapfen

- Breiten Sie auch hier das große Handtuch auf der Nachttischplatte aus. Die Eiszapfen haben Sie in einer Schüssel bei sich. Alles andere steht für Sie in Reichweite.
- Sie beginnen mit den Postkarten und leiten die Aktivierung mit dem Zeigen der Wintermotive ein. Eine Abbildung mit Eiszapfen erhöht die Verbindung zu der bevorstehenden Aktion mit den Eiszapfen.
- Durch das Stehen der Schüssel im warmen Zimmer sind die Zapfen bereits leicht angetaut. Trotzdem berühren Sie erst einmal selbst das Eis: Erst wenn Ihre Hand geschmeidig über das Eis gleitet, lassen Sie zu, dass die Person den Eiszapfen berührt. Bitte nur ganz kurz anfassen lassen (1–3 Sekunden).

Geben Sie den Eiszapfen der Person nicht direkt in die Hände. Lassen Sie Ihr Gegenüber den Eiszapfen ansehen und schaffen Sie die Verbindung zu den entstehenden Eiszapfen an Dächern und Bäumen.

- Jetzt nehmen Sie die Schüssel mit den Eiszapfen sowie die Handtücher von der Tischplatte. Nehmen Sie das Tablet und drehen Sie sich in gleiche Blickrichtung wie die Person. Zeigen Sie ein paar passende Winterbilder oder schauen Sie sich gemeinsam einen passenden Kurzfilm an (zu finden etwa auf www.youtube.de).
- Beobachten Sie die Mimik der Person und nehmen Sie nach dem gemeinsamen Anschauen ein kurzes Gespräch auf. Schalten Sie das Gerät aus, stellen Sie es zur Seite und kommen Sie zum Abschluss.

Abschluss

- Für den Spaß mit dem Schnee formen Sie beide in Gedanken und über Bewegungsnachahmung einen Schneeball und werfen sich diesen gegenseitig zu.
- Räumen Sie dann Ihre Materialien zusammen und schwärmen Sie nebenher noch vom Zauber des Winters. So kann dieser noch nachwirken. Verabschieden Sie sich mit freudigen und dankenden Worten.

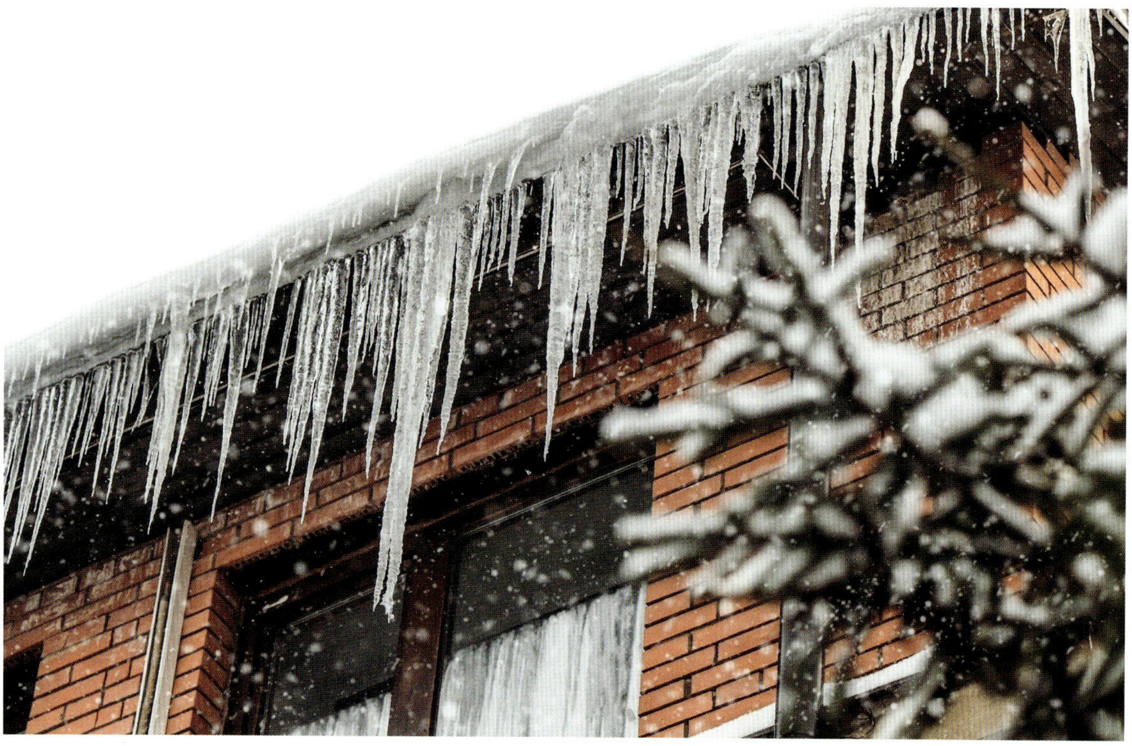

Schlagernacht

Vorspielen, singen, klatschen, raten

Für echte Schlagerfans und alle Schlagerliebhaber. Die Melodien und Texte verbreiten Stimmung, gute Laune und geben Gemeinschaftsgefühl. Wenn wir sie im Radio, im Fernsehen oder auf Festen hören, summen oder singen wir mit, wippen zum Takt oder beginnen zu tanzen. Ein Aktivierungsangebot mit Schlagern ist vielseitig zu gestalten. Wir erreichen Wahrnehmung, Bewegung sowie Gedächtnis und vor allem Freude, gute Laune und Teilhabe.

Material

- CD-Player oder andere Musikquelle
- 1–2 Schlager-CDs oder Musikprogramm online
- 1–3 gezielt gewählte Schlager
- zum Raten:
    - Die große Schlager-Box: Das Ratespiel rund um die schönsten Schlager und ihre Interpreten (SingLiesel Verlag) *oder*
    - Das Nostalgie-Memo-Spiel: Schlagerstars der 70er-Jahre (SingLiesel Verlag)

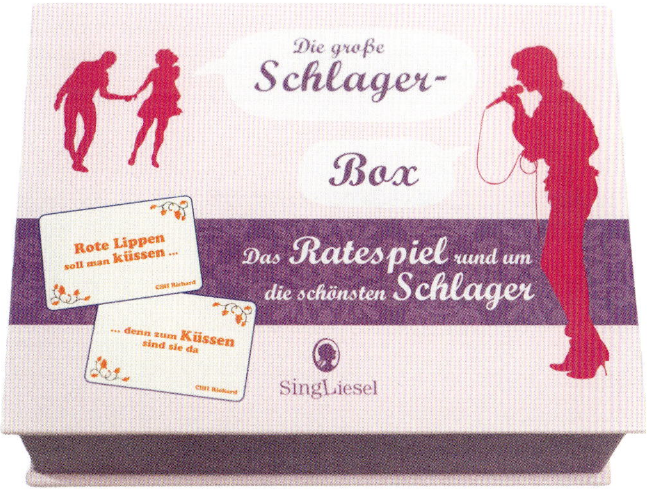

Vorbereitung

- Wählen Sie nach Vorlieben vorab 1 bis 3 passende Schlager aus. Hören Sie sich bitte die Schlager an, damit Sie wissen, was Sie erwartet.
- Entscheiden Sie die Gerätewahl nach Vorlieben, Generation, Verbindung oder Erinnerung.
- Entscheiden Sie sich für die Schlager-Box oder das Memo-Spiel und suchen Sie passende Karten oder Kartenpaare aus.

Ablauf

- Schon beim Betreten des Zimmers und der Begrüßung kündigen Sie mit schwungvollen Worten die „Schlagernacht“ an. Wenn möglich, stellen Sie das Bett und Kopfteil hoch, sodass die bettlägerige Person eine bestmögliche Sitzhaltung in Augenhöhe erreicht. Zeigen Sie das Gerät, die Musik-CDs, die Ratekarten und stellen bzw. legen Sie alles auf dem Nachttisch in Sichtweite ab.
- Schalten Sie das Gerät ein und spielen Sie der Person den ersten Schlager in angemessener Lautstärke vor. Bei der Auswahl des Schlagers richten Sie sich danach, was der Person bekannt sein dürfte. Lassen Sie ihr Zeit zum Aufnehmen des musischen Reizes, Zeit für die Wahrnehmung über das Hören. Sie stehen am Bett und schwingen leicht zur Musik mit.
- Erkennen Sie Reaktionen, z.B. Lächeln, Fingerbewegungen, fangen Sie an, ein wenig mitzusingen, und nehmen dazu behutsam die Hände der Person. Führen Sie nun die Hände in kleinen Bewegungen zum Takt. Zieht die Person die Hände zurück, dann nehmen Sie Ihre Hände auch zurück und hören einfach gemeinsam zu.
- Nach dem gespielten Schlager stellen Sie eine erste Gedächtnisverknüpfung her, z.B.: Dieser Schlager wird oft bei einer Schlagersendung / einem Radiosender / einem regionalen Fest gespielt.
- Jetzt wird es Zeit für den zweiten Schlager. Während des Abspielens motivieren Sie Ihr Gegenüber und erhöhen den Schwung, natürlich angepasst an die jeweilige Person. Mitklatschen ist erlaubt und macht Spaß.
- Nach dem zweiten gespielten Schlager bauen Sie das passende Ratespiel ein:

Schlagerbox Wählen Sie 6 bis 8 Karten aus, lesen Sie den Text einer Karte vor und/oder lassen Sie ihn ergänzen. Haben Sie die passende Musik dazu? Kennt Ihr Gegenüber den Interpreten?

Nostalgie-Memo-Spiel – Schlagerstars der 70er-Jahre Ziehen Sie die Nachttischplatte heraus, drehen Sie sie über das Bett und legen Sie 4 bis 5 ausgewählte Kartenpaare gemischt, mit der Bild- und Schriftseite nach oben, aus. Suchen Sie nun gemeinsam passend zu den gespielten Schlagern die Interpreten: Es gibt je zwei Karten mit derselben Abbildung eines Schlagerstars – dazu auf einer Karte der Vorname und auf der anderen der Nachname.

Ist die Person noch motiviert, lassen Sie sie die weiteren Paare auch zusammenlegen.

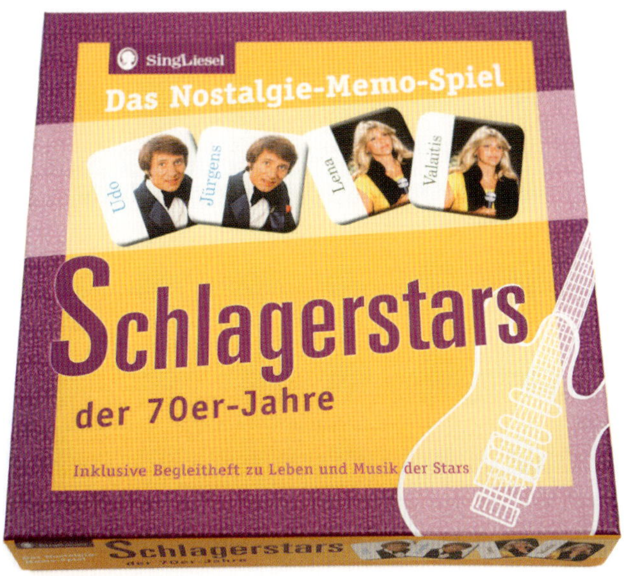

Bitte passen Sie die Ratespiele an die Fähigkeiten der jeweiligen Person an und verwenden Sie ggf. nur Teile der hier angegebenen Vorschläge.

Abschluss

- Spielen Sie zur Abrundung Ihrer „Schlagernacht“ den dritten Schlager vor und bauen Sie eine Verabschiedung wie in einer Fernseh- oder Radiosendung mit ein.
- Klappen Sie während der zweiten Hälfte des Lieds die Nachttischplatte wieder zurück und stellen Sie behutsam das Bett auf die gewünschte Position. Regeln Sie nun die Lautstärke etwas herunter und verabschieden Sie sich mit einem kräftigen Applaus und einem Dankeschön. Lassen Sie den Schlager bis zum Ende laufen, regeln Sie die Lautstärke weiter herunter und schalten Sie das Gerät ab. Verlassen Sie das Zimmer mit winkender Hand.

Aktivierung über den biografischen Ansatz

Häkeln, sticken, stricken

Aktivierung über Handarbeiten

In früheren Generationen wurden in so manchem Haushalt Pullover, Mützen und Schals selbst gestrickt, kleine Täschchen für die Kinder gehäkelt und die Tischdecken passend zur Jahreszeit bestickt. Seit einigen Jahren ist es zu beobachten, dass junge Menschen in Zügen, S-Bahnen oder in Wartebereichen ihr Handarbeitszeug herausholen und beginnen, zu häkeln oder zu stricken. Hier ein generationenübergreifendes Aktivierungsangebot für Handarbeitsbegeisterte.

Material

- 1 Handarbeitskörbchen
- 3 verschiedene Wollknäuele
- 3 Doggen Stickgarn (optimal 1 Perlgarn, 1 Glanzgarn, 1 Wollstickgarn)
- 1 Rundstricknadel (verpackt)
- 1 Häkelnadel (verpackt)
- Handarbeitsbuch oder Handarbeitszeitschrift

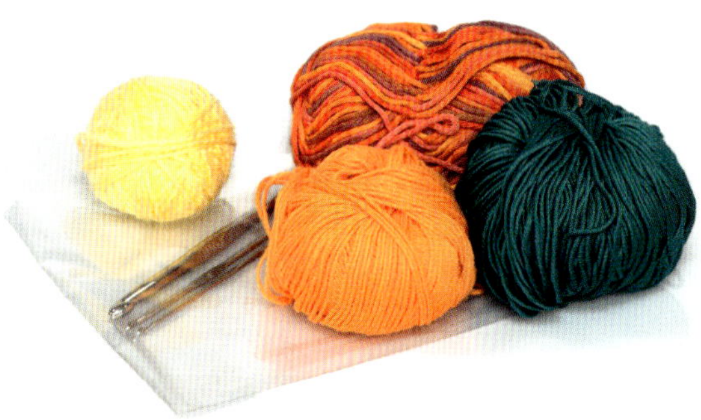

Bitte bei Häkel- und Stricknadeln aufpassen: Einige bettlägerige Menschen können krankheitsbedingt gezielte Bewegungen und Handlungen nicht kontrolliert ausführen. Um der Verletzungsgefahr vorzubeugen, lassen Sie die Häkel- und Stricknadeln in durchsichtigen Kunststoff- oder Zellophantüten verpackt.

Ist eine Person noch in der Lage, zu häkeln oder stricken, klären Sie im Team und mit Vorgesetzten ab, ob Sie Häkel- und Stricknadeln unverpackt in Ihrer Aktivierung anbieten dürfen.
Bitte keine Näh-/Sticknadeln bei Aktivierungen am Bett verwenden!

Ablauf

- Setzen sie sich so ans Bett, dass Sie mit den Materialien frei agieren können. Entweder in gleicher Blickrichtung leicht schräg, wobei die Nachttischplatte vor Ihnen beiden über das Bett gezogen ist, oder Sie sitzen neben dem Bett der Person gegenüber und die Nachttischplatte mit dem Handarbeitskörbchen ist zwischen Ihnen. Entscheiden Sie selbst, welche Position bei Ihrer Aktivierung angenehmer und effektiver ist.

Variante I Für Personen, die dem Thema kognitiv folgen können und die Utensilien greifen können

- Zeigen Sie der Person erst einmal das Körbchen mit all seinen schönen und interessanten Materialien und schaffen Sie durch Erzählen einen Bezug, z.B.: „Ich habe neulich Ihre selbstgestrickten Socken gesehen …“. Oder: „Ihre Tochter erzählte im Gespräch, dass Sie die Schals und Handschuhe immer selbst gestrickt haben …“.
- Anschließend holen Sie die Wollknäuele auf die Tischplatte und geben diese Ihrem Gegenüber nacheinander in die Hände. Begleiten Sie die Aktion thematisch und sprechen Sie darüber, was man daraus alles häkeln und stricken kann, z.B. Schal, Mütze, Socken, eine Decke. Beziehen Sie die Person mit ein.
- Zeigen Sie die eingepackte Rundstricknadel, die eingepackte Häkelnadel und sagen Sie etwas dazu. Kann die zu betreuende Person auf Fragen antworten, fragen Sie, für was man welche Nadeln benötigt.
- Zeigen Sie danach das Stickgarn und fragen Sie die Person, ob sie auch gestickt hat. Reicht die Aufmerksamkeit noch aus und sie sehen noch Interesse für Weiteres, zeigen Sie Häkel-, Stick- und Strickmuster aus Ihrem Handarbeitsbuch.
- Je nach Belastbarkeit, Aufmerksamkeit, Konzentration und Ausdauer der Person können Sie die Aktivierung jeweils auf eine Handarbeitstechnik reduzieren, z.B. nur Stricken, nur Häkeln, nur Sticken.

Variante 2 Für schwächere Personen, die die Augen geschlossen haben

- Wenn jemand die Augen nicht öffnen kann, kommentieren Sie die Situation, z.B.: „Ich habe ein Handarbeitskörbchen mitgebracht mit drei verschiedenen Wollknäueln, mit Stickgarn, einer Rundstricknadel und einer Handarbeitszeitschrift. Ich gebe Ihnen die Wollknäuele gleich in die Hände."
- Geben Sie nun der Person unter Ankündigung nach und nach die Wolle in die Hände und begleiten Sie dies mit ein paar Sätzen wie: „Ich gebe Ihnen das erste Knäuel. Es ist festes, dünnes, gelbes Garn. Zum Topflappenhäkeln würde ich es nehmen. Vielleicht könnte man es aber auch zum Sockenstricken verwenden."
- „Ich gebe Ihnen jetzt das zweite Knäuel." – Setzen Sie mit dem zweiten Knäuel einen spürbaren Reiz an die Hände der Person und nehmen Sie ihr dann vorsichtig das erste Knäuel aus den Händen. – „Dieses Knäuel ist etwas weicher, und der Faden ist dicker als beim ersten Knäuel. Die Farbe ist hellrosa. Daraus könnte man einen Pullover oder ein Babymützchen stricken."
- „Ich gebe Ihnen nun das dritte Knäuel." – Setzen Sie mit dem dritten Knäuel einen spürbaren Reiz an die Hände der Person und nehmen Sie ihr dann vorsichtig das zweite aus den Händen. Sie schaffen wieder den Bezug und erzählen, etwa: „Die Wolle ist dunkelgrün und noch viel dicker und weicher als beim zweiten Knäuel. Eine weiche Mütze oder einen kuscheligen Schal könnte man gut daraus häkeln oder stricken."
- Sie können das Angebot bei höherer Belastbarkeit erweitern und zusätzlich das Stickgarn ertasten lassen.

Abschluss

- Legen Sie die Wolle und Garne zurück in das Körbchen. Beenden Sie diese Aktivierung mit passenden Worten. Diese können auch persönlich sein, z.B.: „Sie kennen sich gut mit Wolle aus."

Garn, Knopf, Fingerhut

Aktivierung mit Nähkorb

Früher war es selbstverständlich, Löcher in den Socken zu stopfen, zu weite oder zu lange Hosen umzunähen, einen Knopf anzunähen oder Puppenkleider zu schneidern. In jedem Haushalt war ein Nähkasten oder Nähkorb zu finden.

Material

- Nähkorb
- 2–5 Nähgarne in verschiedenen Farben
- 3–5 verschiedene Knöpfe
- Fingerhut
- Nähgummi/Einzugsgummi/Gummiband
- Stopfpilz/Stopfei
- Schere (zum Zeigen)
- Nadeln (verpackt – zum Zeigen)

Schere und transparent verpackte Nadeln bitte nur zum Zeigen verwenden. Sie sollten nicht in Reichweite der Person gelangen. Verletzungsgefahr!

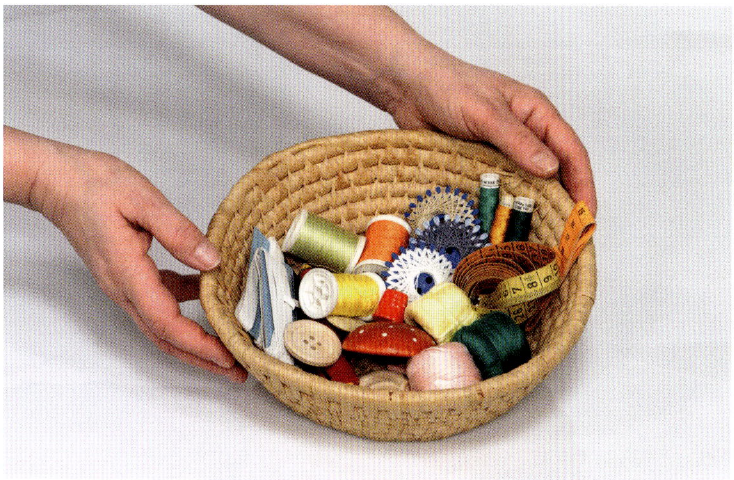

Ablauf

- Wie beim Angebot „Aktivierung über Handarbeiten“ mit dem Handarbeitskörbchen (S. 133), haben Sie die Möglichkeit der beiden verschiedenen Sitzpositionen – neben oder gegenüber der Person. Sie stellen den Nähkorb in Sichtweite (nicht in Reichweite) auf die ausgezogene Nachttischplatte. Zeigen sich bei der Person keine unkontrollierten Reaktionen oder Bewegungen, können Sie den Korb auch näher stellen. Bitte immer aufmerksam bleiben, nicht abgelenkt sein und beobachten.
- Sie heben den Korb an und lassen die Person hineinschauen. Währenddessen zählen Sie auf, was alles im Nähkorb zu sehen ist. Sie können die Person auch fragen, was sie alles sieht (je nach Möglichkeiten der Gedächtnisfunktion anpassen).
- Sie holen nach und nach Nähutensilien heraus und zeigen diese. Das Nähgarn, den Nähgummi, den Stopfpilz können Sie der Person auch zum Ertasten in die Hände geben.

Bitte keine kleinen Gegenstände in die Hände geben, wenn die Gefahr besteht, dass die Person Dinge zum Mund führt oder gar in den Mund steckt. Dann bitte nur zeigen!

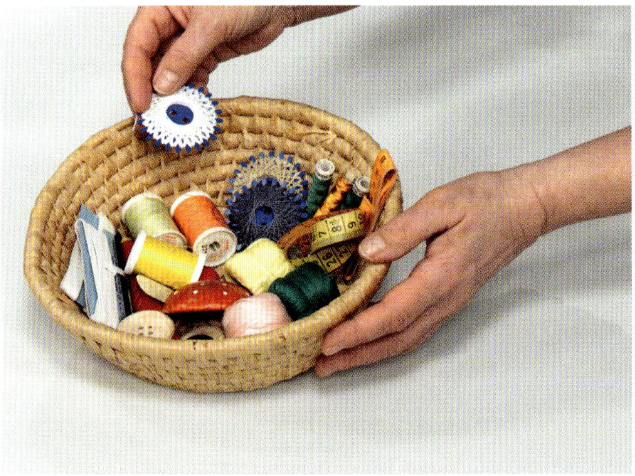

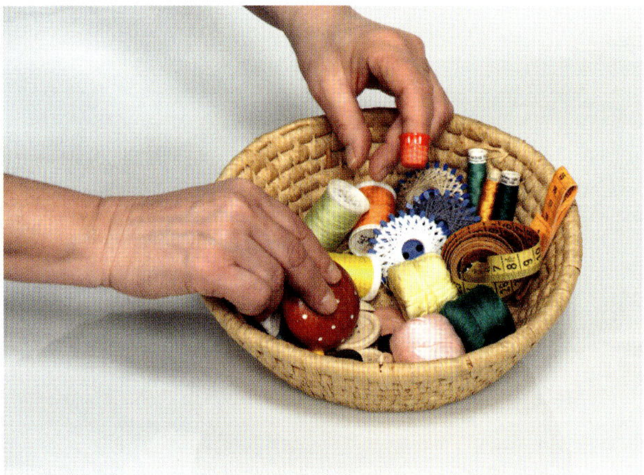

- Sie können gedanklich in verschiedenen Näharbeiten schwelgen, sich austauschen und Ideen äußern. Bei Personen, die sich nicht verbal äußern können, schaffen Sie die Verknüpfung mit passenden Worten.
- Ist es möglich, Garne oder den Stopfpilz in die Hände zu geben, können Sie sich beim Zurücklegen helfen lassen. Dafür halten Sie der Person den Korb zuwendend entgegen. Hat jemand Schwierigkeiten, die Garnrolle loszulassen, gehen Sie versteckt mit Ihrem Zeigefinger so unter die Hand, dass Sie die Rolle aus der Hand schieben können.
- Vielleicht kann die Person den Korb festhalten oder berühren, während Sie die Nähutensilien wieder einräumen. Dies wäre auch eine Möglichkeit, mitzuwirken.

Abschluss

- Mit dem Einräumen leiten Sie das Ende der Aktivierung ein. Die Unterstützung, die Hilfe, die Sie bekommen, schafft ein Erfolgserlebnis, steigert das Selbstwertgefühl und gibt das Gefühl der Teilhabe.
- Bedanken Sie sich, bevor Sie sich verabschieden.

Schneiderei

Aktivierung mit verschiedenen Stoffarten

Ob jemand beruflich mit Nähen zu tun hatte oder in der Freizeit gerne geschneidert hat – allen gemeinsam ist die Liebe zu Stoffen und ein Gefühl dafür, welche Stoffe sich wofür eignen. Durch Ansehen und Ertasten wird sofort der Zusammenhang hergestellt, was man aus dem Stoff nähen kann – ideal für eine Aktivierung mit biografischem Ansatz.

Material

- 5 verschiedene Stoffe/Stoffarten (z.B. Baumwollstoff, Leinen, Seide, Samt, Nickistoff, Tüll, Jeansstoff, Fleece, Viskose, Brokat, Plüsch, Taft, Jersey) (je ca. 50 x 50 cm bis max. 80 x 80 cm)
- Box, Korb, Schuhkarton oder Dose zur Aufbewahrung
- Schneiderbuch oder Schneiderzeitschrift (wenn vorhanden)

Vorbereitung

- Besorgen Sie fünf Stoffe aus unterschiedlichem Material und schneiden Sie sie auf die oben angegebene Größe zu. Legen Sie die Stoffe so zusammen, dass sie in Ihren Korb passen.

Ablauf

- Beim Betreten des Raums kündigen Sie sich mit Worten an, gehen auf die Person zu und begrüßen sie. Lassen Sie sie einen Blick auf die mitgebrachten Stoffe werfen. Stellen Sie zur aktiven Teilhabe die bestmögliche Bettposition ein. Ist es nicht möglich oder erlaubt, eine liegende Position zu verändern, dann passen Sie sich an. Achten Sie dann bitte darauf, dass die Ohren und das Sichtfeld frei sind und der Blickkontakt gewährleistet ist.

Variante 1 Für alle, die Zusammenhänge äußern können und mit denen ein Gespräch über Stoffe und das Nähen möglich ist

- Sie können die Nachttischplatte ausziehen und die Stoffe darauf ablegen. Alternativ können Sie die Stoffe auf der Bettdecke ausbreiten. Stöbern und betrachten Sie die Stoffe gemeinsam. Geben Sie Ihrem Gegenüber ein Stück Stoff in die Hand und ertasten Sie gemeinsam, um welche Art Stoff es sich handelt. Fragen Sie, für welche Näharbeit sich der Stoff eignen könnte. Dabei ist es nicht wichtig, ob die Antwort richtig oder falsch ist.
- Schafft es jemand nicht, aktiv zu tasten, gehen Sie mit dem Stoff über die Hände und begleiten Sie den Vorgang mit einer Beschreibung der Beschaffenheit. Lassen Sie durch gezieltes Fragen eine Entscheidung zu, z.B.: „Eignet sich der Stoff für einen Rock? Ist der Stoff gut, um eine Tasche zu nähen oder eher einen Kissenbezug?"
- Sie können jetzt das Schneiderbuch dazunehmen und eine Seite mit einer passenden Abbildung aufblättern.
- Je nach Belastbarkeit und zeitlichem Rahmen legen Sie die Stoffe wieder zusammen und zurück in den Korb.

Variante 2 Für an Demenz erkrankte Menschen und Personen, die Zusammenhänge nicht sprachlich äußern können

- Auch hier gilt es, wie bei Variante 1, die Stoffe auf der Nachttischplatte oder auf dem Bett auszubreiten. Sie betrachten und ertasten gemeinsam. Geben Sie Ihrem Gegenüber die Stoffe nacheinander in die Hände – oder fahren Sie mit den Stoffen sanft über dessen Hände. Schaffen Sie passend dazu mit Ihren Worten Zusammenhänge und lassen Sie sich diese von der Person bestätigen. Wird nicht ersichtlich bestätigt, übernehmen Sie auch dies, z.B.: „Hier haben wir einen schönen Leinenstoff. Daraus könnten wir einen leichten Mantel nähen. Ja, einen Mantel."
- Stellen Sie bitte keine Fragen. Begleiten Sie die Tätigkeit nur mit Worten. Entscheiden Sie bei jeder einzelnen Person, ob Sie etwas mehr oder etwas weniger sprechen. Beobachten Sie die Reaktion. Ermüdet eine Person oder ist sie erschöpft, lassen Sie die Tätigkeitsphase ausklingen. Dies kann schon nach drei gezeigten Stoffen eintreten.

- Legen Sie die Stoffe wieder zusammen und zurück in den Korb. Nehmen Sie die Schneiderzeitschrift, zeigen Sie eine passende Abbildung und lesen Sie einen kleinen Artikel vor. Tun Sie dies bitte nur, wenn die Person nicht zu erschöpft ist.

Abschluss

- Legen Sie nun das Buch oder die Zeitschrift mit in den Korb und zeigen Sie ihn zum Abschluss noch einmal. Wählen Sie passende abschließende Worte.
- Bevor Sie sich verabschieden, stellen Sie den Nachttisch und das Bett auf die gewünschte oder gewohnte Position.

Schraube, Mutter, Schraubenschlüssel

Aktivierung mit Werkzeugkoffer

Ein Angebot vorrangig für Männer, die einen handwerklichen Beruf ausgeübt haben, ein Händchen für Reparaturarbeiten und Interesse an handwerklichen Tätigkeiten hatten und noch haben. Jemand, der regelmäßigen Umgang mit Werkzeug und Werkmaterialien hatte, ist in der Lage, auch ohne es zu sehen, durch Ertasten ein Metall von Holz sowie einen Schraubenschlüssel von einer Zange zu unterscheiden.

Material

- Werkzeugkiste/-box/-koffer
- 2 Maul-/Schraubenschlüssel in unterschiedlicher Größe
- 1 Metermaßstab (Zollstock)
- 2 verschiedene Zangen, z.B. Kneifzange, Kombizange
- 2–4 unterschiedlich dicke/lange Schrauben mit dazugehörigen Muttern
- 2–4 unterschiedlich große Unterlegscheiben

Optimal sind größere Schrauben, Muttern und Unterlegscheiben.

Bitte keine spitzen Werkzeuge wie Schraubenzieher, Stechbeitel, Körner benutzen, auch keine spitzen Holzschrauben. Ebenso bitte keinen Hammer mit an das Bett nehmen: Einen Hammer zu benutzen, ist mit einer Ausholbewegung des Arms verknüpft. Selbst wenn eine Person sich sonst nur in geringem Umfang bewegt, gehen Sie bitte kein Risiko ein. Füllen Sie Ihre Werkzeugkiste mit weiteren Werkzeugen oder auch Werkmaterialien, die die Verletzungsgefahr gering halten.

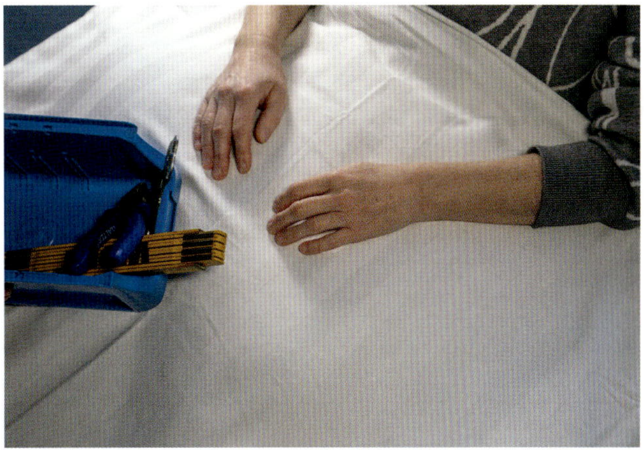

Ablauf

- Begrüßen Sie die Person, zeigen Sie die Werkzeugkiste und sagen Sie passende Worte dazu, z.B.: „Heute habe ich etwas zum Arbeiten mitgebracht", oder: „Ich brauche Ihre Hilfe beim Werkzeugsortieren."
- Stellen sie die Werkzeugkiste in Sichtweite ab und bereiten Sie das Bett sowie den Nachttisch vor. Je nach Mobilität und Gedächtnisfunktion Ihres Gegenübers können Sie die Nachttischplatte über das Bett ziehen und die Werkzeugkiste darauf abstellen. Bewegt sich jemand unkontrolliert und hat Einschränkungen in der Gedächtnisfunktion, lassen Sie die Werkzeugkiste für die Person in Sichtweite neben dem Bett stehen und für sich selbst in Reichweite.
- Zeigen Sie gezielt auf die Werkzeugkiste und rütteln Sie diese, sodass ein Geräusch entsteht. Dadurch bereiten Sie die Person vor und wecken ihre Neugier.
- Fassen Sie in die Kiste und kramen Sie ein wenig darin herum, sodass wieder ein Geräusch entsteht. Die Spannung steigt und die Neugierde auch. Jetzt wird es Zeit, das erste Werkzeug herauszuholen und zu zeigen, etwa einen Schraubenschlüssel. Geben Sie der Person das Werkzeug in die Hand. Ist Ihnen dies zu unsicher, bleiben Sie mit Ihrer Hand mit am Werkzeug.
- Sagen Sie, dass Sie auch Schrauben dabeihaben, und holen Sie eine Schraube aus Ihrer Werkzeugkiste. Probieren Sie, ob diese zum Schraubenschlüssel passt. Legen Sie den Schraubenschlüssel zurück und holen Sie die passende Mutter zu der Schraube heraus. Zeigen Sie sie und schrauben Sie sie leicht an. Übergeben Sie beides der Person zum Ertasten und Weiterschrauben. Das Schrauben ist eine automatisierte Bewegung. Wer früher viel geschraubt hat,

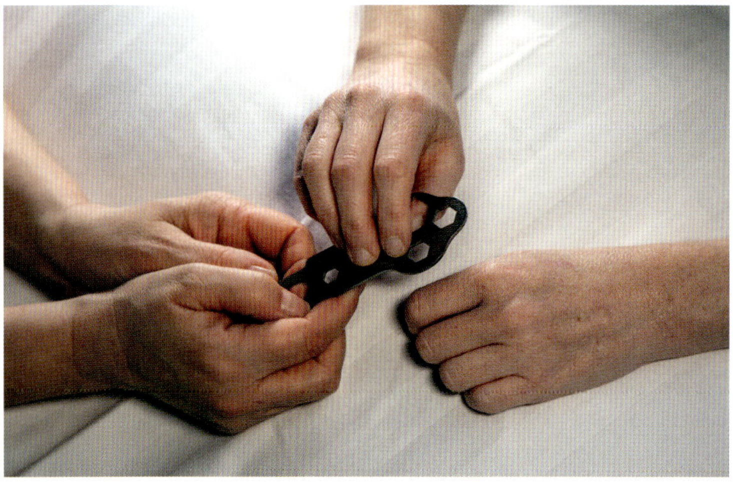

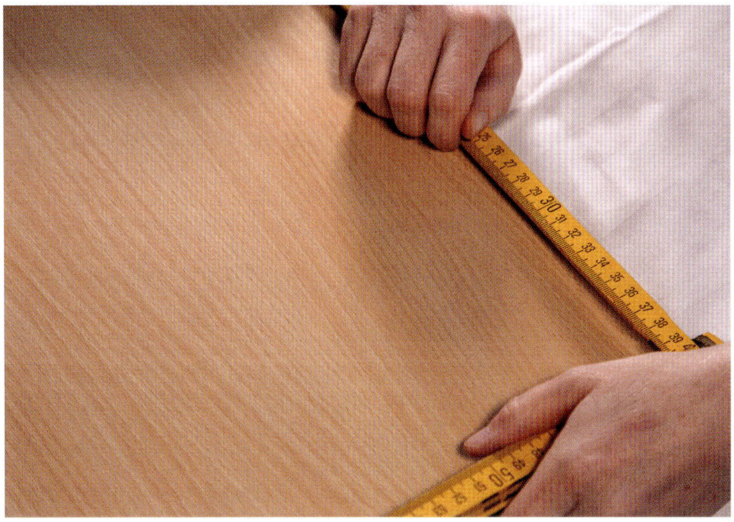

kann diese Bewegung vielleicht noch abrufen, auch wenn sonst nur geringe Bewegungen zu beobachten sind.

- Begleiten Sie den Vorgang mit ein paar Worten passend zur Handlung oder fragen Sie die Person (wenn möglich), wofür man solche Schrauben benutzt.
- So holen Sie schrittweise die Werkzeuge und Werkmaterialien heraus und erproben sie. Interessant wird es, wenn Sie den Metermaßstab herausholen. Klappen Sie ihn zu einem Teil auf und übergeben Sie ihn an die Person. Sie könnten jetzt gemeinsam etwas vermessen, z.B. die Größe der Werkzeugkiste oder der Nachttischplatte. Passen Sie diese Aktion an die Möglichkeiten der Person an. Klappen Sie anschließend den Metermaßstab wieder zusammen. Die Person kann Ihnen dabei helfen, z.B. durch Festhalten. Beobachten Sie die Reaktion und versuchen Sie, die Person aktiv miteinzubeziehen.

Abschluss

- Legen Sie alle Werkzeuge und Werkmaterialien zurück in die Kiste.
- Besprechen Sie kurz, was Sie erprobt und gemessen haben. Verfahren Sie auch so bei Personen mit Demenz, selbst wenn der Sinn nicht richtig verstanden wird. Sie nehmen so die Person ernst.
- Weisen Sie darauf hin, dass Sie beim nächsten Treffen weitere Werkzeuge oder Materialien mitbringen. Vielleicht wird es etwas Interessantes wie eine kleine Holzplatte oder ein größerer Holzwürfel zum Vermessen sein.
- Bekräftigen Sie mit Lob die gute gemeinsame Arbeit.

Feld, Wiese, Hof

Thema „Landwirtschaft“

Wer auf einem Bauernhof aufgewachsen ist, weiß um die viele Arbeit in einem verantwortungsvollen Familienbetrieb, der selbst die Kleinsten miteinbezieht. Einen Hof bewirtschaften, Felder bestellen, Tiere versorgen – all dies ist mit hohem Zeitaufwand verbunden und es gibt wenig Freizeit. Dennoch kennen wir Familien, in denen die Leidenschaft für die Landwirtschaft über Generationen besteht. Mit einem Aktivierungsangebot und dem biografischen Ansatz zu diesem Thema zeigen wir Interesse und Verständnis und wir lernen selbst noch etwas dazu.

Material

- Beispieltabelle (s.u.) oder eine Begriffe-Liste
- landwirtschaftliche Fachzeitschrift oder Buch über das Leben auf dem Bauernhof
- 2–5 unterschiedliche Getreideähren

Vorbereitung

- Gestalten Sie dieses Aktivierungsangebot flexibel abgestimmt auf die einzelne Person. Nutzen Sie verschiedene Möglichkeiten, z.B.:
  - ein Gespräch über das Leben auf dem Bauernhof, den Anbau, die Viehzucht
  - ein Gedächtnistraining zu Anbau, Viehzucht, landwirtschaftlichen Maschinen
  - eine landwirtschaftlichen Fachzeitschrift ansehen
  - ein Buch über das Leben auf dem Bauernhof ansehen
  - verschiedene Getreidearten (bitte Kornähren sammeln und mitbringen) betrachten und ertasten

Beispiele für ein themenbezogenes Gespräch oder ein Gedächtnistraining

Getreide	Tiere/Viehzucht	Gemüseanbau	Maschinen
Weizen	Rinder	Kartoffeln	Traktor
Roggen	Schweine	Kohl	Mähdrescher
Dinkel	Ziegen	Zwiebeln	Pflug
Gerste	Hühner	Kürbisse	Feldhäcksler
Mais	Gänse	Salat	Erntemaschine

Ablauf

- Nach dem Betreten des Zimmers kündigen Sie sich mit zugewandten Worten an und gehen auf die Person zu. Begrüßen Sie diese und erzählen Sie, was Sie heute Interessantes vorhaben. Stellen Sie das Bett sowie das Kopfteil hoch, sodass die Person die bestmögliche Sitzposition erreicht.
- Legen Sie das Material für sich selbst in Reichweite und für die Person in Sichtweite ab. Klappen Sie die Nachttischplatte aus, falls Sie diese für die Zeitschrift nutzen möchten. Setzen Sie sich nun seitlich ans Bett.

Variante 1 Für bettlägerige Menschen, die keine Einschränkungen in ihrer Gedächtnisfunktion haben

- Hier bietet es sich an, eine Unterhaltung zu führen, in die ein verstecktes Gedächtnistraining eingebaut ist. Voraussetzung ist die Gewissheit darüber, dass die betreffende Person in der Landwirtschaft tätig war oder gar einen eigenen Betrieb bzw. Hof führte. Seien Sie bitte achtsam, da je nach Alter und nach Krankengeschichte das Thema sensibel behandelt werden sollte. Beginnen Sie das Gespräch mit einer kurzen Erklärung, worüber Sie sprechen möchten.
- Ist das Gespräch eingeleitet, hören Sie selbst gut zu, um gezielte Fragen einzubauen. Lenken Sie die Unterhaltung diplomatisch und zeigen Sie Respekt für die geleistete Arbeit in der Landwirtschaft. Je nach Wunsch können Sie die Zeitschrift oder das Buch dazunehmen. Zeigen Sie einzelne Bilder oder lesen Sie einen passenden Bericht vor. Sie können aber auch die Nachttischplatte über das Bett ziehen und gemeinsam in der Zeitschrift blättern. Kann

die Person nicht eigenständig umblättern, übernehmen Sie das bitte. Beachten Sie die Aufmerksamkeitsspanne und Ausdauer, beobachten Sie mögliche Reaktionen.

Abschluss Beenden Sie die Unterhaltung, indem Sie die Zeitschrift oder das Buch schließen und passend zum Thema ausleitende Worte wählen.

Variante 2 Für bettlägerige Menschen, die Schädigungen in der Gedächtnisfunktion haben oder demenziell erkrankt sind

- Leiten Sie auch hier das Angebot mit passenden Worten ein. Nehmen Sie die Zeitschrift oder das Buch und zeigen Sie große Bilder von Feldern, Tieren, Maschinen. Begleiten Sie die Aktion mit passenden Begriffen und Worten. Je nach Belastbarkeit zeigen Sie 3 bis 7 Bilder.
- Schließen Sie die Zeitschrift oder das Buch und nehmen Sie eine der Kornähren. Zeigen Sie diese, bis Sie beobachten, dass der Blick der Person auf die Ähre gerichtet ist. Nun geben Sie Ihrem Gegenüber die Kornähre in die Hände und lassen die Person tasten. Hat die Person die Augen geschlossen, geben Sie ihr die Ähre in die Hand und begleiten die Aktion mit passenden Worten. Sie bestätigen z.B.: „Ich gebe Ihnen eine Getreideähre.“ Geben Sie der Person Schritt für Schritt 3 bis 5 Ähren zum Tasten in die Hände.

Bei verstärktem Greifreflex geben Sie der Person die Ähre bitte nicht in die Hände, sondern streichen mit ihr nur über eine Hand. So vermeiden Sie, dass die Person die Ähre zum Mund führt oder nicht loslässt und Getreidereste im Bett verstreut werden.

- Nach dem Ertasten des Getreides zeigen Sie abschließend alle 3 bis 5 Sorten und zählen sie mit Namen auf.

Das Ertasten der Getreidearten können Sie auch in Variante 1 einbauen.

Abschluss Mit passenden Worten zur Person und zum Thema „Landwirtschaft“ verabschieden Sie sich. Denken Sie daran, das Bett in die gewohnte Position zurückzubringen.

Das gelingt immer!

Vier-Teile-Puzzle vom SingLiesel Verlag

Beim Puzzeln geht es darum, einzelne Teile zu einem Bild oder Motiv zusammenzusetzen. Wir erinnern uns an die Eck- und Randteile, die Teile mit gleicher Farbe und die Teile, die von der Form her zusammenpassen.
In der Praxis ist zu beobachten, dass sich das Sehvermögen sowie die Gedächtnisfunktion durch verschiedene Krankheiten verändern und zusätzlich durch zu geringe Reizsetzung abbauen. So kann es vorkommen, dass eine Person, die gerne und viel gepuzzelt hat, ein größeres Puzzle nicht mehr zusammensetzen kann. Ein 15-Teile-Puzzle ist oftmals schon eine große Herausforderung.
Für diejenigen, die trotz der Veränderungen Freude am Puzzeln haben oder gar danach verlangen, gibt es das Vier-Teile-Puzzle vom SingLiesel Verlag, das immer gelingt.

Material

- Das „Gelingt immer"-Puzzle. Vier-Teile-Puzzle (SingLiesel Verlag)

Bitte wählen Sie das Puzzlemotiv, die Größe und die Anzahl der Teile immer abgestimmt auf die einzelne Person. Berücksichtigen Sie neben den Faktoren „Sehvermögen" und „Gedächtnisfunktion" auch den Faktor „Ausdauer". Am Ende soll ein Erfolgserlebnis stehen.

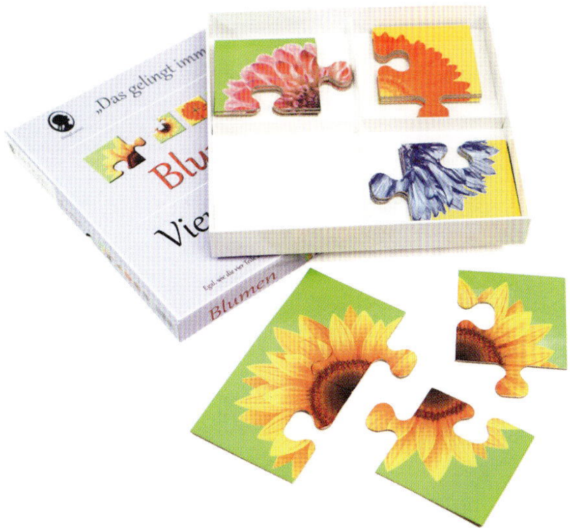

Ablauf

- Klopfen Sie an die Zimmertür, betreten Sie die Räumlichkeit und kündigen Sie sich an. Gehen Sie auf die Person zu, begrüßen Sie sie und zeigen Sie das Puzzle. Stellen Sie das Kopfteil so hoch, dass die Person die bestmögliche Sitzposition erreicht. Ziehen Sie die Nachttischplatte heraus und über das Bett. Stellen Sie das Puzzle auf der Tischplatte ab und setzen Sie sich auf Augenhöhe, der Person gegenüber, an das Bett.
- Öffnen Sie nun die Schachtel und lassen Sie einen ersten Blick zu. Sie sehen vier Puzzles mit verschiedenen Motiven. Jedes Puzzle besteht aus vier gleichen Teilen. Nehmen Sie ein Puzzle heraus und betrachten Sie gemeinsam das Motiv. Dann zerlegen Sie es in seine Einzelteile. Die Teile lassen sich beliebig wieder zusammensetzen: ideal für ein gesichertes Erfolgserlebnis auch bei Menschen mit demenziellen Erkrankungen.
- Lassen Sie Ihr Gegenüber nun die einzelnen Teile zusammensetzen. Benötigt jemand Hilfe beim Greifen, geben Sie ihr die Teile in die Hand oder schieben Sie sie so über die Tischplatte, dass sie aufgenommen werden können. Hat jemand Schwierigkeiten beim Unterscheiden von Formen, drehen Sie die Teile so, dass die Ecken nach außen zeigen.
- Ist ein Motiv zusammengesetzt und die Person hat noch Freude an einem weiteren Puzzle, gehen Sie schrittweise wie beim ersten Puzzle vor. Je nach Belastbarkeit und Ihrem zeitlichen Rahmen können Sie auch alle vier Puzzles anbieten. Loben Sie die Person bitte zwischendurch und besonders dann, wenn ein Puzzle fertig ist.

Abschluss

- Schauen Sie sich gemeinsam alle fertigen Motive an und loben Sie Ihr Gegenüber bitte noch einmal zum Abschluss.
- Stellen Sie vor der Verabschiedung das Kopfteil auf eine angemessene Position und klappen Sie die Nachttischplatte wieder zurück.
- Betonen Sie bei der Verabschiedung, dass Sie gerne wiederkommen und sich auf ein weiteres gemeinsames Puzzlespiel freuen.

Rätselspaß

Gemeinsam Kreuzworträtsel lösen

Ob auf der Urlaubsreise im Zug oder zu Hause auf dem Sofa – Kreuzworträtsel sind nicht nur ein schöner Zeitvertreib, sondern wir trainieren mit ihnen auch unser Gedächtnis. Wer regelmäßig über Jahre oder gar Jahrzehnte rätselt, trainiert sein Allgemein- und Weltwissen. Die Spannung und das Fiebern bei der Suche nach dem richtigen Wort bringen Freude und Erfolgserlebnis.

Material

- Zeitschrift mit Kreuzworträtseln *oder*
- Kreuzworträtselbuch *oder*
- 30 ausgewählte Kreuzworträtsel für Senioren mit vertrauten Fragen vergangener Jahrzehnte (SingLiesel Verlag)

Wählen Sie Kreuzworträtsel als Aktivierungsangebot nur für Personen, die Freude am Rätseln haben. Achten Sie bitte auf das Sprach- und Wortverständnis: Das Antworten über das Sprechen oder das eigenständige Schreiben sind Voraussetzung, um Frustration zu vermeiden.

Ablauf

- Klopfen Sie an die Tür, betreten Sie das Zimmer und kündigen Sie sich mit passenden Worten an. Begrüßen Sie die Person, zeigen Sie das mitgebrachte Material und bekunden Sie das Vorhaben, gemeinsam ein Kreuzworträtsel zu lösen.
- Um selbstständiges Schreiben zu ermöglichen, klappen Sie die Nachttischplatte aus. Beachten Sie, dass keine Kissen die Ohren Ihres Gegenübers verdecken und das Blickfeld frei ist. Je nach Konzentration und Ausdauer wählen Sie ein kleineres oder größeres Kreuzworträtsel. Planen Sie ausreichend Zeit ein.
- Beginnen Sie mit dem Vorlesen eines einfachen Begriffs und arbeiten Sie sich Schritt für Schritt im Rätsel vor. Sprechen Sie klar und deutlich und lassen Sie

angemessene Zeit zum Antworten. Zur verbesserten Wortfindung können Sie Eselsbrücken einsetzen. Schafft die Person nicht, zu antworten, geben Sie diplomatische Hilfe, z.B.: „Könnte es vielleicht … sein, was meinen Sie?“ Loben Sie bitte wiederholt bei richtiger Lösung.

Optimal ist es, wenn Sie es schaffen, ein ganzes Rätsel gemeinsam zu lösen.

Abschluss

- Loben Sie die Person und bekunden Sie die Freude am Rätseln und darauf, ein weiteres Mal zusammen ein Kreuzworträtsel zu lösen.
- Verabschieden Sie sich mit passenden Worten. Sollten Sie die Nachttischplatte verwendet haben, klappen Sie diese wieder zurück.

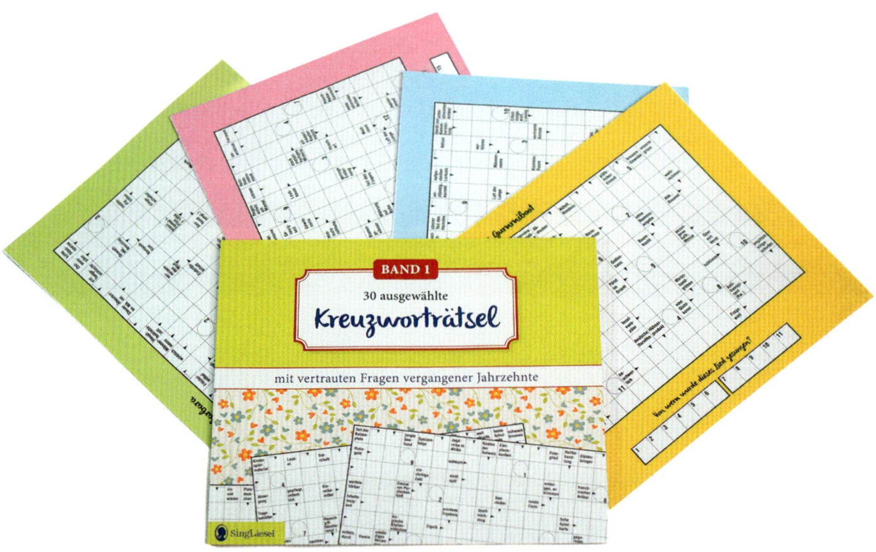

Tierfreunde

Gezielt eine Tierzeitschrift ansehen

Eine kleine Freude für Tierliebhaber und Tierfreundinnen. Das Ansehen einer Tierzeitschrift ersetzt nicht das Beobachten von Tieren, den Umgang oder das Zusammenleben mit ihnen. Dennoch wirkt es beruhigend und ablenkend. Es löst Glücksgefühle aus und steigert das Wohlbefinden.

Material

- Tierzeitschrift mit großen, schönen Bildern

Ablauf

- Begrüßen Sie die Person und lassen Sie anschließend schon einen kurzen Blick auf die Zeitschrift zu. Begleiten Sie dies mit verknüpfenden Worten zum Thema „Tiere".
- Legen Sie die Zeitschrift in Sichtweite ab. Kündigen Sie nun an, dass Sie jetzt das Bett und das Kopfteil verstellen, um die bestmögliche Position für Ihr Gegenüber zu ermöglichen. Wird eine gut angepasste Sitzposition erreicht, ziehen Sie die Nachttischplatte heraus, stellen diese etwas schräg und legen die Zeitschrift in einem für die Person erreichbaren Abstand ab. Blättern Sie jetzt gemeinsam die Zeitschrift durch.
- Darf oder kann die Position der Person im Liegen nicht verändert werden, dann passen Sie sich bitte an und führen die Aktivierung durch, ohne den Nachttisch zu integrieren. Sie blättern und halten die Zeitschrift dabei so, dass die Bilder und Texte gut zu sehen sind.
- Ist die Person in der Lage, selbstständig umzublättern, geben Sie eventuell Hilfestellung, sodass die Zeitschrift nicht wegrutscht. Kann das Umblättern nicht selbstständig ausgeführt werden, übernehmen Sie es bitte.
- Lassen Sie der Person ausreichend Zeit zum Wahrnehmen der Tierbilder und Textblöcke. Begleiten Sie den Vorgang mit unterstützenden, freudigen Worten. Erlaubt es die Aufmerksamkeit und Konzentration der Person, dann lesen Sie einen kleineren Artikel aus der Zeitschrift vor. Der Inhalt sollte einen positiven Charakter haben.

- Je nach Belastbarkeit und verfügbarer Zeit entscheiden Sie, ob Sie die komplette Zeitschrift ansehen oder ab und zu ein paar Seiten überblättern.

Abschluss

- Schlagen Sie mit zugewandten, zum Thema passenden Worten die Zeitschrift wieder zu und betonen Sie die Freude auf den nächsten Besuch und auf weitere Tierbilder und Tiererlebnisse. Legen Sie die Zeitschrift in Sichtweite ab. Stellen Sie das Bett auf die gewünschte Position, nehmen Sie die Zeitschrift und verabschieden Sie sich.
- Zum Nachwirken, zur Erinnerung und zur Vorfreude können Sie die Zeitschrift auch im Zimmer liegen lassen.

Ein Tag in Stuttgart

Gedankliche Städtereise

Heute ist ein besonderer Tag: Sie unternehmen eine gemeinsame gedankliche Städtereise und haben sich für Stuttgart entschieden. Noch nicht ganz angekommen, erleben Sie den Blick von oben auf die Innenstadt im Tal. Inmitten der Stadt steht das neue Schloss, umgeben von vielen weiteren Sehenswürdigkeiten und Bauten wie dem alten Schloss, dem Kunstmuseum und, nicht fern, der Staatsgalerie. Die Stadt ist nicht nur für Kulturbegeisterte interessant, sondern aufgrund der Autoindustrie auch für Autoliebhaber. Sie begeistert mit dem Mercedes-Benz Museum und dem Porsche Museum. Natürlich könnten Sie noch viel mehr ansehen, aber ein Tag ist schnell vorbei.

Diese Aktivierung können Sie selbstverständlich auf jede andere Stadt abwandeln. Wählen Sie eine Stadt aus, die für die zu aktivierende Person interessant ist oder die sie kennt. Passen Sie das Angebot entsprechend an.

Material

- Stadtplan der ausgewählten Stadt
- 2–5 Postkarten mit Stadtansichten
- Buch, Reiseführer oder Prospekte
- Plan der öffentlichen Verkehrsmittel (optional)

Ablauf

- Sie begrüßen die Person, bereiten das Zimmer, das Bett sowie Ihre Materialien und Ihre Sitzposition vor. Sie zeigen Ihre mitgebrachten Materialien und leiten die Aktivierung zusätzlich mit eigenen Worten ein.
- Sie zeigen nun eine Postkarte und lassen die Person sagen, was sie sieht. Kann die Person nicht sprechen, sagen Sie, was darauf zu sehen ist, und warten auf Bestätigung durch Mimik. So zeigen Sie 2 bis 5 Postkarten und benennen, was darauf zu sehen ist.

- Für so manche bettlägerige Person reicht das bereits aus und sie wird von dem kleinen Ausflug erschöpft sein. In diesem Fall leiten Sie die Aktivierung aus und erwähnen Sie z.B., dass Sie gerne eine weitere Städtereise unternehmen werden, auf Wunsch auch in dieselbe Stadt.
- Ist die Person noch motiviert und hat die Kraft, mehr zu erleben, breiten Sie den Stadtplan aus und suchen Sie z.B. das Kunstmuseum oder das Porsche Museum. Danach suchen Sie im Buch, Reiseführer oder Prospekt passende Informationen und Bilder, zeigen diese und lesen die Info-Texte in Kurzform vor.
- Jetzt haben Sie noch die Möglichkeit herauszufinden, mit welcher S-Bahn oder mit welchem Bus Sie zu Ihrem Ziel kommen können. Wenn das zu viel ist, beenden Sie das Angebot diplomatisch, indem Sie ein Taxi rufen oder beschließen, den Besuch des ausgesuchten Museums in Ruhe bei Ihrer nächsten Städtereise einzuplanen.

Abschluss

- Klappen Sie alle Pläne und Reiseführer zusammen, zeigen Sie noch einmal eine Postkarte oder ein Bild und runden Sie den Ausflug mit Ihren eigenen Worten ab.

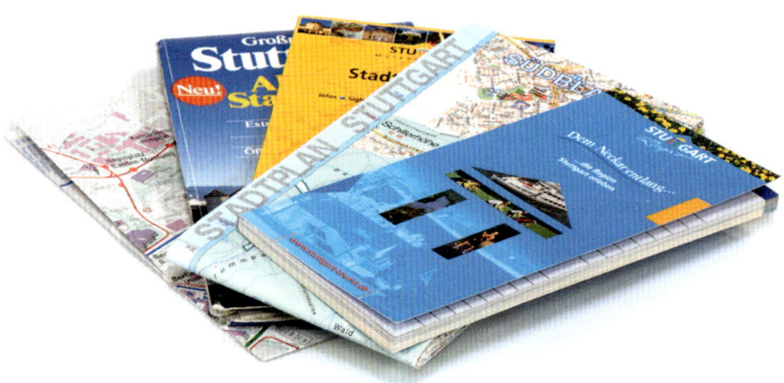

Film und Fernsehen

Filmtitel, Schauspieler

Jede Generation hat ihre Kultfilme und Filmklassiker, die uns zum Lachen bringen, Träume auslösen oder eine Träne entlocken. Ein spannender Film fesselt uns. Im Gespräch fallen uns markante Szenen ein und wir schwärmen von berühmten Schauspielern und Schauspielerinnen.
Bei der ein oder anderen bettlägerigen Person ist der Fernseher das Kommunikationsmittel, er ermöglicht es, sich über das Weltgeschehen zu informieren, und gibt das Gefühl der Teilhabe. Durch ein Gespräch über eine bekannte Fernsehsendung oder einen Filmklassiker haben Sie eine gute Einleitung zu Ihrer Aktivierung.

Material

- Film-/Fernsehzeitschrift *oder*
- Buch über Film und Fernsehen
- evtl. Fotos von bekannten Schauspielerinnen und Schauspielern *oder*
- Betreuer-Tablet (Thema „Filme/Schauspieler“) / Laptop (kostenloser Download von Filmszenen, z.B. über YouTube)

Vorbereitung

- Machen Sie sich Gedanken, welche Filme und Schauspieler für die Person interessant sein könnten. Schreiben Sie sich selbst ein paar Filmtitel mit passenden Schauspielern auf.
- Wählen Sie verschiedene Filmszenen schon vorab aus.

Beispiele für bekannte Filme der Jahrzehnte: 50er, 60er, 70er, 80er, 90er

Filmtitel	Erscheinungsjahr	Bekannte Schauspieler
Rampenlicht	1952	Charlie Chaplin
Der Hauptmann von Köpenick	1956	Heinz Rühmann, Martin Held
Das Wirtshaus im Spessart	1958	Lieselotte Pulver, Carlos Thompson
Das Fenster zum Flur	1960	Rudolf Platte, Inge Meysel
Im Weißen Rössel	1960	Peter Alexander
Frühstück bei Tiffany	1961	Audrey Hepburn
Willi wird das Kind schon schaukeln	1972	Heinz Erhardt, Erika von Thellmann
Das fliegende Klassenzimmer	1973	Joachim Fuchsberger, Heinz Reincke
Rocky	1976	Sylvester Stallone
La Boum – Die Fete	1980	Sophie Marceau
Die unendliche Geschichte	1984	Barret Oliver, Noah Hathaway
Ödipussi	1988	Vicco von Bülow, Evelyn Hamann
Pretty Woman	1990	Julia Roberts, Richard Gere
Comedian Harmonists	1997	Heino Ferch, Ben Becker
Sonnenallee	1999	Alexander Scheer, Alexander Beyer

Ablauf

- Nach der Begrüßung stellen Sie das Bett so ein, dass Sie möglichst auf Augenhöhe der bettlägerigen Person sind, wenn Sie sich seitlich ans Bett setzen.
- Nehmen Sie Blickkontakt auf und beginnen Sie ein Gespräch zum Thema. Erzählen Sie zunächst von sich und davon, was für eine Sendung oder einen Film Sie in den letzten Tagen angesehen haben. So fühlt sich die Person nicht ausgefragt. Wählen Sie spannende, freudige, motivierende Worte.
- Je nach Reaktion gehen Sie passend dazu ins Gespräch oder fragen die Person, ob sie auch etwas Interessantes angesehen hat.
- Danach schaffen Sie einen passenden Übergang zu anderen Filmen (Titel, Schauspieler, Szenen). Sie führen eine Unterhaltung darüber: Achten Sie auf den gegenseitigen Austausch.

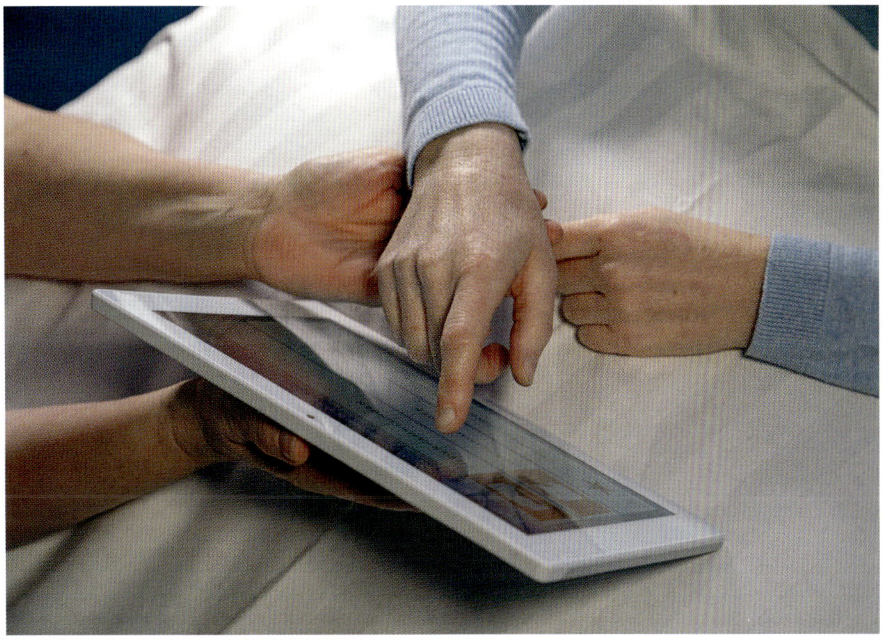

- Ein Gespräch dieser Art könnte für einen bettlägerigen Menschen anstrengend sein und ihn ermüden. Sie beobachten, fragen nach und je nach Reaktion lassen Sie das Angebot ausklingen oder schauen sich zusammen noch ein paar Seiten aus der Fernsehzeitschrift oder dem Buch an:
- Drehen Sie dafür Ihren Stuhl in die Blickrichtung der Person. Schafft es die Person selbst oder mit Ihrer Hilfe zu blättern, empfiehlt es sich, die Zeitschrift/das Buch auf der ausgezogenen, etwas schräg gestellten Nachttischplatte abzulegen. Übernehmen Sie das Blättern, ist dies nicht zwingend notwendig.
- Lesen Sie spannende (kleine) Artikel vor und schauen Sie sich gemeinsam interessante Bilder an. Führen Sie passend dazu Ihre Unterhaltung weiter. In einem Buch ist es ratsam, vorher ausgewählte Seiten aufzublättern. So vermeiden Sie Überforderung durch zu viele Reize.
- Mit einem passenden Schlusssatz kommen Sie zum Ende und klappen die Zeitschrift oder das Buch zu.
- Je nach Vorlieben und Interesse können Sie sich anstatt der Fernsehzeitschrift auch eine Filmszene auf dem Tablet ansehen.

Variante Betreuer-Tablet oder Laptop

- Hierzu ziehen Sie die Nachttischplatte aus und stellen das Tablet darauf ab. Sie drehen sich mit Ihrem Stuhl in Blickrichtung der Person. Wenn motorisch ausführbar, lassen Sie die Person das Tablet unter Anleitung bedienen. Sie suchen gemeinsam nach einer passenden Filmszene und sehen sich diese an. Die Szene kann 2 bis 3 Minuten lang sein oder auch 10 bis 15 Minuten. Sie entscheiden bitte je nach Belastbarkeit Ihres Gegenübers und nach geplantem zeitlichem Rahmen.
- Nach einer kurzen Unterhaltung über die abgespielte Filmszene schalten Sie das Tablet oder den Laptop aus und kommen zum Ende Ihrer Aktivierung.

Abschluss

- Sagen Sie abschließende passende Worte und fragen Sie Ihr Gegenüber, ob ihm das Thema gefallen hat. Bekunden auch Sie die Freude über die schöne Unterhaltung zum Thema „Film und Fernsehen". Nebenher klappen Sie den Nachttisch zurück, stellen das Bett auf die gewünschte Position und verabschieden sich.

Erinnerung

Gemeinsam ein Fotoalbum ansehen

Ein sehr persönliches Aktivierungsangebot. Denn persönliche Fotos zeigen festgehaltene Erlebnisse sowie Erinnerungen an Familie und Freunde, sie erzählen uns etwas über den Menschen selbst und sein Leben. Diese Art der Aktivierung hat mit Vertrauen zu tun, aber auch mit Wertschätzung dem Gesehenwerden.

Wenn Sie vorschlagen, Fotoalben anzusehen, beobachten Sie die Reaktion und beachten Sie die Wortwahl der Antwort. Bei an Demenz erkrankten Menschen achten Sie auf die Mimik. Erkennen Sie abwehrendes Verhalten, wählen Sie bitte ein anderes Angebot. Nicht jeder bettlägerige Mensch verkraftet es, in Erinnerungen zu schwelgen. Wir akzeptieren das und zeigen Verständnis.

Kommen Sie in eine Wohnung oder ein Zimmer und sehen im Regal Fotoalben stehen, ist die Wahrscheinlichkeit hoch, dass diese gezielt zum Ansehen hingestellt wurden, z.B. von Familienangehörigen. Trotzdem fragen Sie bitte, ob die Person möchte, dass Sie sich gemeinsam damit beschäftigen.
Es ist ratsam, rechtzeitig vorzufühlen bzw. Ihr Vorhaben anzukündigen. So hat die Person Spielraum zur eigenen Entscheidung. Planen Sie ausreichend Zeit ein.

Material

- persönliches Fotoalbum der zu aktivierenden Person

Ablauf

- Schaffen Sie nach der Begrüßung eine angenehme, gemütliche Atmosphäre. Stellen Sie das Kopfteil so ein, dass die Person die bestmögliche Sitzposition erreicht. Schalten Sie mögliche Störfaktoren wie einen lauten Fernseher ab und achten Sie auf angenehme Lichtverhältnisse. Setzen Sie sich ans Bett in gleicher Blickrichtung.

- Zum Ansehen des Fotoalbums können Sie die Nachttischplatte nutzen. Stellen Sie diese etwas schräg. Persönlicher ist es, wenn Sie das Fotoalbum halten (ohne Nachttischplatte). Lassen Sie, wenn möglich, die Person selbst blättern. Wird Unterstützung benötigt, helfen Sie ein wenig mit oder übernehmen Sie das Blättern.
- Während des Ansehens der Fotos zeigen Sie Interesse. Je nach Fähigkeiten und Gedächtnisfunktion der Person stellen Sie Fragen oder kommentieren die Fotos. Schaffen Sie es zeitlich nicht, das ganze Album anzusehen, oder ermüdet die Person, dann beenden Sie die Aktivierung mit einer ruhigen Erklärung und der Ankündigung, weitere Fotos beim nächsten Besuch anzusehen.

Abschluss

- Klappen Sie das Fotoalbum zu. Heben Sie mit zugewandten Worten hervor, wie schön es war, gemeinsam die Fotos zu betrachten.
- Stellen Sie das Bett sowie das Kopfteil auf die gewünschte Position und verabschieden Sie sich.

Ein Abend am Kamin

Mit schummrigem Licht und einer Abendgeschichte

Ein gemütliches, entspannendes Wohlfühlangebot für den Abend in angenehmer, ruhiger Atmosphäre. Lesen Sie eine passende Abendgeschichte in wohliger, beruhigender Stimm- und Tonlage vor. Dazu passen gedämpftes Licht und Kerzenschein.

Material

- 1 Nachttischlampe mit warmem Licht
- 1 oder mehrere LED-Kerzenlichter *oder*
- 1 Lichterkette mit warmer Lichtfarbe
- 1 kurze, schöne und ruhige Abendgeschichte

Kündigen Sie Ihren Abendbesuch schon vorher an und vermitteln Sie dadurch bereits ein angenehmes Wohlgefühl.

Ablauf

- Klopfen Sie an die Zimmertür. Gehen auf die Person zu und begrüßen Sie sie mit ruhiger Stimme. Kündigen Sie dabei an, dass Sie eine schöne Geschichte für einen gemütlichen Abend dabeihaben. Sagen Sie, dass Sie für eine angenehme Atmosphäre sorgen werden, und bereiten Sie die Lichter vor. Stellen Sie die Nachttischlampe in den Hintergrund und verteilen die Sie die LED-Kerzen. Kündigen Sie nun an, dass Sie das Bett auf die optimale Höhe einstellen. Achten Sie darauf, dass die Person sich in einer angenehmen Position befindet mit Blick in Ihre Richtung sowie auf die Kerzenlichter.
- Nehmen Sie einen Stuhl und setzen Sie sich ans Bett. Halten Sie einen Moment inne, schlagen Sie das Buch mit der ausgewählten Geschichte auf und erwähnen Sie, dass Sie diese jetzt vorlesen werden.
- Sie sitzen zugewandt und lesen in angemessener Stimm- und Tonlage vor. Nehmen Sie während des Lesens Blickkontakt auf.
- Hat die Person die Augen geschlossenen, beobachten Sie die Mimik und andere mögliche Reaktionen. Achten Sie auf Wohlgefühl. Legen Sie nach dem

Vorlesen der Geschichte das Buch leise zur Seite. Es könnte sein, dass die Person eingeschlafen ist.

- Ist die Person wach, dann fragen Sie mit ruhigen Worten, ob sie sich wohlfühlt. Sagen Sie, dass Sie die Kerzen ausschalten werden und das Licht im Hintergrund noch anlassen.

Abschluss

- Schalten Sie die LED-Kerzen aus und lassen Sie die Nachttischlampe mit dem warmen Licht im Hintergrund leuchten. Verabschieden Sie sich mit leisen Worten und verlassen Sie mit ruhigen Schritten das Zimmer.

Kreativangebote

Die besondere Aktivierung für bettlägerige Menschen

Blütenzauber

Blumen aus Servietten

Blumen zum Geburtstag, Frühlingsblumen, Sommerblumen, Blumen als Dankeschön ... Bunte Blumen verschönern unser Zuhause, sie duften und sind durch ihre Farbenpracht und die wunderschönen Blüten ein Hingucker.
Bekommt jemand eine selbst gestaltete Blume überreicht, ist sofort eine Verknüpfung da und die beschenkte Person freut sich.
Hat eine bettlägerige Person eine Blume gestaltet und diese wird verschenkt oder im Zimmer aufgestellt, bringt dies Anerkennung, Lob und Freude und das Selbstwertgefühl steigt.

Material

- 3 gelbe Servietten – für die Blüte
- 3 pinkfarbene Servietten – für die Blüte
- 3 hellgrüne Servietten – für die Blätter
- durchsichtiges Klebeband

Weitere mögliche Farben für die Blüte: Weiß, Hellblau, Türkis, Violett.

Weitere mögliche Farben für die Blätter: Grün, Dunkelgrün.

Ablauf

- Begrüßen Sie die Person, zeigen Sie Ihre mitgebrachten Servietten und preisen Sie mit ein paar Worten an, was sie beide daraus zaubern werden.
- Stellen Sie das Kopfteil des Betts in die bestmögliche Position und ziehen Sie die Nachttischplatte heraus, um die farbigen Servietten abzulegen. Bei dieser Aktivierung ziehen Sie die Platte nicht über das Bett. Sie brauchen den Platz, um gemeinsam zu agieren.
- Setzen Sie sich seitlich ans Bett, der Person gegenüber, sodass Sie deren Hände gut erreichen und Sie selbst gut gesehen werden. Der Nachttisch steht für Sie in Reichweite.

- Sie nehmen nun eine Serviette von jeder Farbe (3 Servietten) und öffnen sie. Kann die betroffene Person die Servietten selbstständig auffalten, dann übergeben Sie ihr diese Tätigkeit oder unterstützen Sie sie durch ein paar Handgriffe.
- Nehmen Sie jetzt die gelbe Serviette. Die Mitte der Serviette wird in die Hand genommen und mit einer Faust festgehalten. Die Ecken der Serviette fallen nach außen herunter.

Bei Personen mit Versteifungen in den Händen (mit Fauststellung) schieben Sie die Mitte der Serviette von der Daumenseite in die Öffnung der Faust.

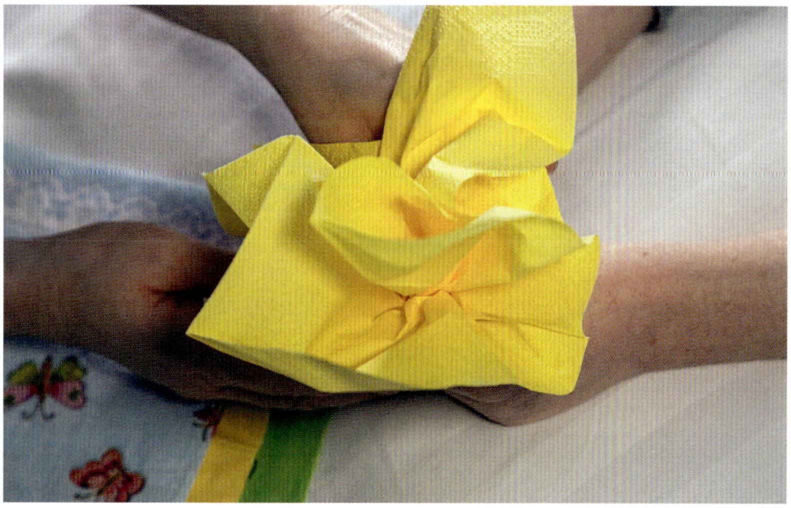

- Jetzt nehmen Sie die pinkfarbene Serviette. Schieben Sie die Mitte mit in die Faust in die gelbe Serviette. Die Ecken fallen zur Seite und Sie haben jetzt eine zweifarbige Blüte.
- Für die Blätter wird jetzt die hellgrüne Serviette von außen angelegt. Die Mitte der hellgrünen Serviette wird unter die Mitte der gelben Serviette gelegt und festgehalten.
- Bitte helfen Sie der Person oder übernehmen Sie das Anlegen der Servietten. Die Person übernimmt dann das Festhalten der fast fertigen Blume. Jetzt wird Klebeband 2- bis 3-mal fest um den entstandenen Stiel gewickelt. Die zu aktivierende Person hält die Blume dabei fest, Sie wickeln – und schon ist die bunte Blume fertig.

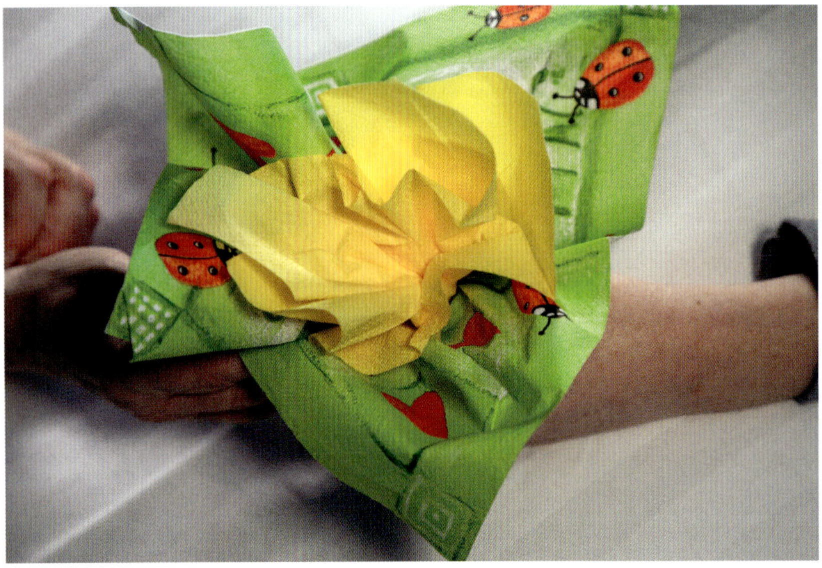

- Wenn Sie noch Zeit haben und die Person noch Kraft hat, basteln Sie eine weitere Blume zusammen. Beginnen Sie jetzt mit der pinkfarbenen Serviette, in die innere Mitte kommt die gelbe und nach außen wieder die hellgrüne. Danach wickeln Sie das Klebeband fest um die Blume.

Wenn Sie mehrlagige Servietten haben, können Sie die einzelnen Lagen an den Rändern voneinander lösen und „aufblättern". So werden die Blütenblätter feiner, und das Volumen der Blume wird größer.

- Sie haben jetzt noch genügend Servietten für eine weitere Blume übrig. Daraus können Sie sofort noch eine Blume zaubern – oder Sie heben diese Servietten auf und fertigen in einer weiteren Aktivierung eine dritte Blume. Vielleicht nehmen Sie dann noch weitere Servietten in anderen Farben dazu.

Abschluss

- Präsentieren Sie die wunderschönen Blumen, legen Sie diese an einen Ort im Zimmer, an dem die bettlägerige Person sie sehen kann.
- Wenn die Blumen verschenkt werden sollen, dann schreiben Sie auf ein Blatt Papier oder eine Karte den Namen des Adressaten mit ein paar netten Worten dazu und legen Sie sie an einen gewünschten Platz.
- Loben Sie die Person und bedanken Sie sich für die gute Teamarbeit.

Teamarbeit

Schlüsselanhänger

Gemeinsames kreatives Gestalten fördert Wohlbefinden, Freude, schafft Erfolgserlebnisse und steigert das Selbstwertgefühl. Ein hübscher Schlüsselanhänger hat einen Gebrauchswert und kann auch ein Geschenk für Freunde und Angehörige sein.

Vor einem gemeinsamen kreativen Projekt sollten Sie die Person darauf vorbereiten. So vermeiden Sie Rückzug oder Angst vor Überforderung. Die Anfertigung eines Schlüsselanhängers kann bis zur Fertigstellung über mehrere Betreuungs- bzw. Aktivierungseinheiten andauern.

Material

- Makramee-Garn (3–5 mm) oder dickes Häkelgarn bzw. dicke Wolle (bitte mindestens 2 Farben zur Auswahl)
- 1 Schlüsselring (3–5 cm)
- 3 farbige Holzperlen mit einer Lochgröße passend zum Garn (3–5 mm)
- Schere
- Unterlage, Tablett oder Körbchen für das Material

Ablauf

- Begrüßen Sie die Person, zeigen Sie Ihr das Material, stellen Sie es auf dem Nachttisch ab und bringen Sie erst einmal das Bett auf die richtige Höhe. Stellen Sie das Kopfteil hoch. Ist dies für die Person nicht möglich, passen Sie sich entsprechend an. Wenn möglich, ziehen Sie die Nachttischplatte aus und über das Bett. Setzen Sie sich der Person gegenüber an die Bettseite, sodass Sie mühelos die Hände Ihres Gegenübers erreichen.
- Legen Sie das Material (nicht die Schere!) auf die Nachttischplatte, zeigen Sie alles einzeln vor und erklären Sie Ihr Vorhaben. Jetzt zeigen Sie die verschiedenen Makramee-Garne und lassen die Person eine Farbe wählen. Bitte achten Sie auf Gestik und Mimik, z.B. Nicken, Blicke, Augenzwinkern bei Menschen, die sich nicht über die Sprache äußern können. Die nicht gewählten Garne legen Sie zurück in Ihr Körbchen.

- Entscheiden Sie, wenn möglich gemeinsam, ob der Schlüsselanhänger geknotet oder geflochten werden soll. Das Knoten ist aufwendiger und benötigt zwei bis drei Aktivierungseinheiten.

Es empfiehlt sich, das Knoten vorab zu erproben.

Schlüsselanhänger in Makramee-Technik

- Je nach gewünschter Länge schneiden Sie drei Fäden zu.
  Fadenlänge (Beispiel):
  - 1 Faden 80 cm
  - 1 Faden 40 cm
  - 1 Faden ca. 30 cm für den Abschluss
- Die zu aktivierende Person übernimmt das Festhalten der Garnrolle oder der Fäden, während Sie die Fäden abschneiden.
- Nehmen Sie den Schlüsselring und geben Sie ihn Ihrem Gegenüber in eine Hand. Sie legen die beiden längeren Fäden doppelt und am Knick übereinander. Führen Sie die entstandene Schlaufe von unten durch den Schlüsselring und ziehen Sie die vier Fadenenden hindurch. Ziehen Sie die Schlaufe fest und achten Sie darauf, dass die kürzeren Fäden nun gleich lang in der Mitte liegen. Diese zwei Fäden bleiben immer in der Mitte.
- Die zwei längeren Fäden liegen außen, mit diesen wird geknotet.
- Beziehen Sie die zu aktivierende Person immer mit ein. Betonen Sie, dass das Festhalten wichtig ist, damit die Knoten besser gelingen. Sie knoten ca. 4 cm entsprechend der Foto-Anleitung (s.u.) und ziehen dann eine Perle auf die zwei mittleren Fäden. Wenn die Person greifen kann, lassen Sie sich von ihr eine Perle reichen. Ist dies nicht möglich, geben Sie ihr eine Perle in die Hand und lassen Sie sie kurz festhalten. Ziehen Sie dann die Perle auf.
- Nach diesem ersten sichtbaren Erfolgserlebnis könnte es sein, dass die Person erschöpft ist. Das ist ein guter Zeitpunkt, um die Arbeit für heute zu beenden und in der nächsten Aktivierungseinheit weiterzuführen. Bitte achten Sie darauf, dass die Unterbrechung bis zur nächsten Aktivierung nicht zu lang dauert, um den Bezug zur Tätigkeit zu erhalten (maximal 1 Woche).

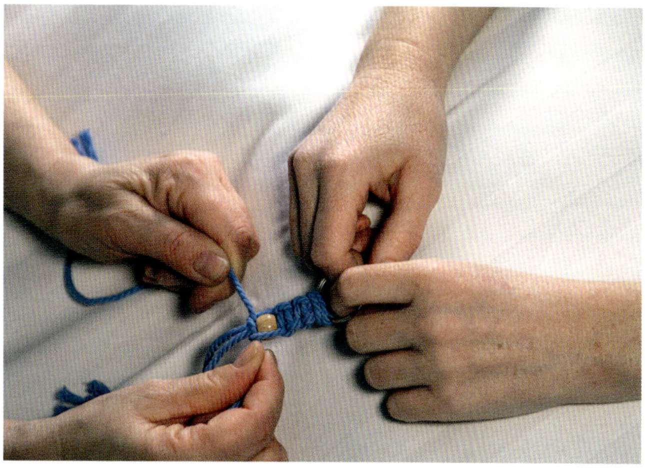

Vorläufiger Abschluss Sprechen Sie Lob aus, betonen Sie Ihre gemeinsame Teamarbeit und die Freude auf die nächste gemeinsame Einheit und das Weitergestalten.

Weiterführung Nach der Begrüßung und der Vorbereitung zeigen Sie die bisher gefertigte Arbeit und finden Sie motivierende Worte für die Fortführung. Sie übergeben den Schlüsselring mit dem ersten geknoteten Teil und fordern die Person auf, ihn straff festzuhalten. Sie knoten weitere 4 cm. Beim ersten Knoten legen Sie die äußeren Fäden außen an der Perle vorbei.

- Sie sind jetzt schon geübt miteinander und sicher etwas schneller. Entscheiden Sie, ob Sie gemeinsam den Schlüsselanhänger fertig knoten oder eine weitere Pause einlegen. Entschließen Sie sich weiterzumachen, ziehen Sie die zweite Perle auf, knoten weitere 4 cm und ziehen die dritte Perle auf. Ihr Gegenüber hält das geknotete Band dabei gut fest. Bitte loben Sie die Geduld und das stetige Festhalten, denn nur so können Sie die Knoten festziehen.
- Machen Sie jetzt noch zwei bis drei Knoten und kommen Sie dann zum Schluss.
- Die zu aktivierende Person hält dabei den Schlüsselanhänger weiter fest. Sie nehmen den dritten Faden von 30 cm Länge und legen ihn unter den letzten gefertigten Knoten an. Ein Fadenende mit ca. 5 cm zeigt nach unten. Mit dem langen Ende von 25 cm legen Sie eine Schlaufe, die Richtung Schlüsselring zeigt. Der längere Faden zeigt nun auch nach unten. Halten Sie den Übergang von der Schlaufe zu den Fäden zwischen Daumen und Zeigefinger fest. Den längeren Faden wickeln sie um alle Fäden sowie um den unteren Teil der Schlaufe. Wickeln Sie den Faden fest, ca. 1/1,5 cm bis zum letzten ge-

fertigten Knoten. Den gewickelten Faden ziehen Sie jetzt durch die Schlaufe. Lassen Sie den durchgezogenen Faden liegen bzw. hängen. Ziehen Sie das andere Fadenende 5 cm nach unten. Die Schlaufe zieht sich dadurch mit dem gewickelten Faden fest. Die Schlaufe ist nun nicht mehr sichtbar. Es ist ein Knoten entstanden. Der Faden, den Sie durch die Schlaufe gelegt haben, hat sich mit festgezogen. Den überstehenden Faden zwischen der Wicklung und dem letzten Knoten können Sie abschneiden. Die restlichen heraushängenden Fäden schneiden Sie auf die gewünschte Länge ab.

Abschluss

- Loben Sie kräftig die gemeinsame, nicht ganz so einfache Arbeit. Je nachdem, ob der Schlüsselanhänger behalten oder verschenkt wird, können Sie noch ein Geschenkkärtchen schreiben. Legen Sie den Schlüsselanhänger so hin, dass die Person ihn auch bei herabgestelltem Kopfteil sehen kann.

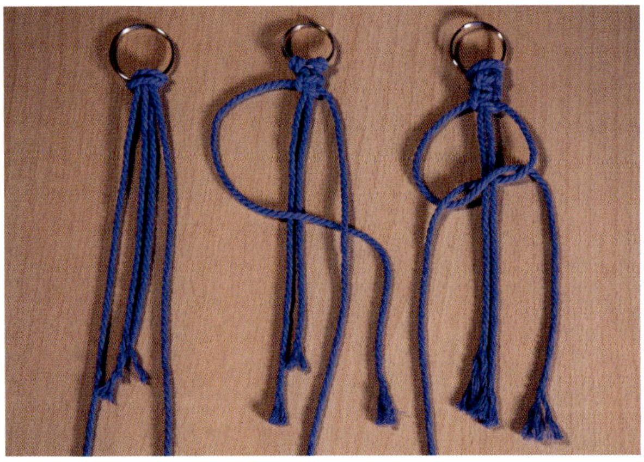

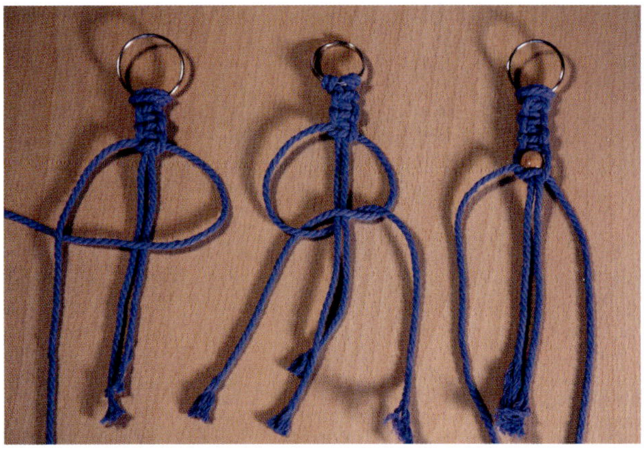

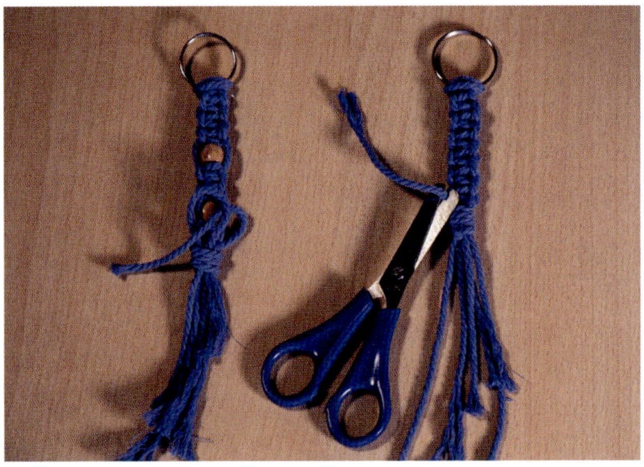

Schlüsselanhänger in Flecht-Technik

- Sie schneiden drei Fäden von jeweils 40 cm Länge zu. Die Person hält dabei das Garn oder die Fäden fest. Sie legen die Fäden doppelt und ziehen den Knick wie beim Makramee durch den Schlüsselring. Ziehen Sie die Fadenenden durch die Schlaufe. Sie haben jetzt sechs Fäden. Diese teilen Sie in drei Stränge zum Flechten. Vielleicht kann die Person selbst flechten. Dann übergeben Sie ihr die Tätigkeit und Sie halten den Schlüsselring fest. Ansonsten hält die Person den Schlüsselring. Sie flechten einen Strang nach dem anderen, bis Sie einen ca. 4 cm langen Zopf haben.
- Dann ziehen Sie eine Perle auf. Bitte beziehen Sie die Person bestmöglich ein. Sie flechten wieder 4 cm, ziehen eine weitere Perle auf und wiederholen diesen Ablauf, bis die dritte Perle aufgezogen ist. Den Abschlussknoten können Sie wie beim Makramee machen. Ist Ihnen dieser zu aufwendig, nehmen Sie alle Fäden zusammen und machen einen Knoten. Ziehen Sie diesen fest. Die zu aktivierende Person kann mit dem geflochtenen Teil kräftig gegenziehen.

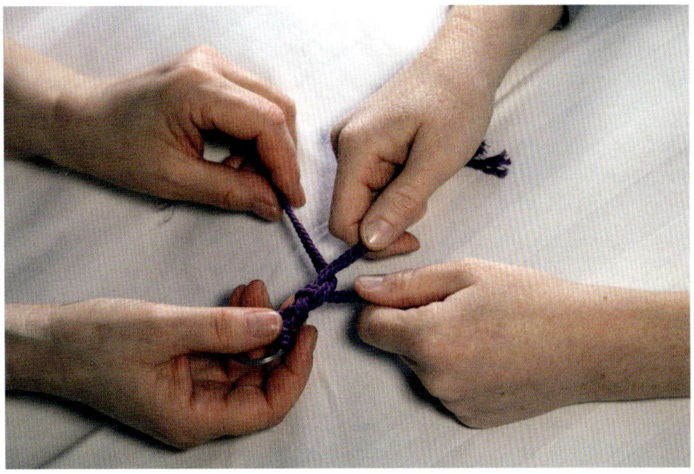

Abschluss

- Auch wenn diese Art, einen Schlüsselanhänger zu fertigen, etwas einfacher ist, loben Sie die Person und heben Sie die gute Teamarbeit hervor. Verfahren Sie wie beim Makramee erwähnt.
- Für ein Geschenk können Sie in einer weiteren Aktivierungseinheit eine Karte schreiben und den Schlüsselanhänger schön einpacken.

Schwammdruck

Karte, Bild oder Geschenkkarton

Mit Schwamm und Wasserfarben kommen wir schnell zu einem Erfolgserlebnis. Eine einzigartige Geburtstagskarte, ein schönes Bild oder eine außergewöhnliche Geschenkverpackung kann einfach selbst gestaltet werden.

Material

- 2–3 verschiedene Wasser-/Tempera-/Guasch-/Acrylfarben (z.B. in Hellgrün, Rosa, Gelb; Blau, Gelb, Rot; Blau, Lila)
- 2–3 Gefäße/Teller/Deckel von Schraubgläsern (Durchmesser mind. 7 cm) für die Farben *oder* 2–3 Wasserfarben-Pucks, extragroß (sehr gut geeignet)
- 1 Autoschwamm, grob löcherig
- 1 Pinsel
- Wasserbecher *oder* ein Schraubglas mit Wasser
- Lappen *oder* Papiertücher
- Abdeckung für das Bett (z.B. Schutzfolie, Wachstuchdecke)
- Schürze
- 1–2 weiße Karten/Tonpapiere (DIN A5) *oder* DIN-A4-Zeichenblatt / eine Leinwand (30 x 30 cm) / ein kleiner Karton
- DIN-A3-Blatt als Zeichenunterlage
- Klebeband
- 1 Teller

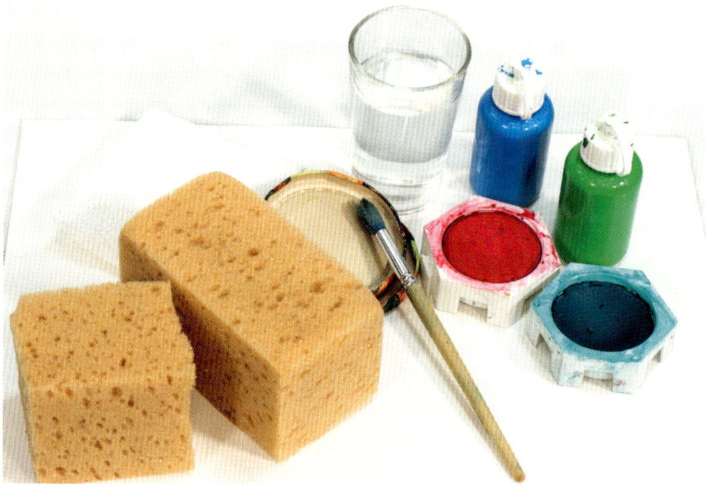

Vorbereitung

- Bereiten Sie die betreffende Person rechtzeitig auf Ihre Idee zur Aktivierung vor und kündigen Sie diese ein bis zwei Wochen vorher an. Vielleicht gibt es ein anstehendes Ereignis wie einen Geburtstag und Sie können aus einem Gespräch den Bezug zum kreativen Angebot schaffen. Zur Motivation zeigen Sie im Voraus eine fertig gedruckte Karte oder ein Bild.

Zur Materialvorbereitung

- Den Autoschwamm mit einem Messer oder einer Schere in 3 Teile schneiden. So haben Sie für jede Farbe einen Schwamm und die optimale Größe zum Greifen und Drucken. Bereiten Sie alle Materialien vor und legen Sie diese in einen Korb oder eine Box. Je nach Möglichkeit vor Ort müssen Sie eventuell auch ein Schraubglas gefüllt mit Wasser vorbereiten.

Ablauf

- Nach dem Anklopfen und Betreten des Zimmers kündigen Sie sich mit begrüßenden Worten an und gehen dabei auf die Person zu. Zeigen Sie Ihre Materialbox und erinnern Sie an Ihr Vorhaben. Stellen Sie die Box in Sichtweite ab und bereiten Sie alles vor. Stellen Sie das Bett auf die optimale Höhe und das Kopfteil in bestmögliche Sitzposition. Achten Sie beim Verstellen des Kopfteils auf die richtige Lagerung der betreffenden Person. Decken Sie jetzt das Bett mit der Schutzfolie ab. Legen Sie der Person die Schürze an und ziehen Sie anschließend die Nachttischplatte aus. Schieben Sie diese über das Bett und legen Sie das DIN-A3-Blatt auf. Kleben Sie das Blatt mit etwas Klebeband fest. Jetzt legen Sie die Karte, die Leinwand oder den Karton auf die Tischplatte.
- Bereiten Sie eine der Farben vor. Einen Wasserfarben-Puck müssen Sie nur mit etwas Wasser und einem Pinsel anrühren. Farbe aus einer Tube oder Flasche drücken Sie dosiert auf einen Teller. Beziehen Sie die Person bei der Vorbereitung mit ein.
- Nehmen Sie nun den Schwamm und tupfen Sie ihn in die Farbe. Übergeben Sie den Schwamm Ihrem Gegenüber. Jetzt kann die Person drucken. Wenn nötig, helfen Sie durch etwas Führung des Arms oder der Hand. Der eingefärbte Schwamm gibt mehrfach Farbe ab. Dies führt zu schnellem Erfolg. Je

nach Wunsch können Sie mit der nächsten Farbe fortfahren. Nehmen Sie dazu der Person den ersten Schwamm ab und legen Sie ihn zur Seite. Jetzt verfahren Sie wie bei der ersten Farbe.
- Nach fertiggestelltem Druck loben Sie die schöne Arbeit. Nehmen Sie der Person den Schwamm ab und legen Sie ihn in die Box. Stellen Sie die Farbe ebenfalls zurück in die Box. Nehmen Sie die fertige Karte, zeigen Sie sie noch einmal vor und loben Sie dabei die Person und das Ergebnis.

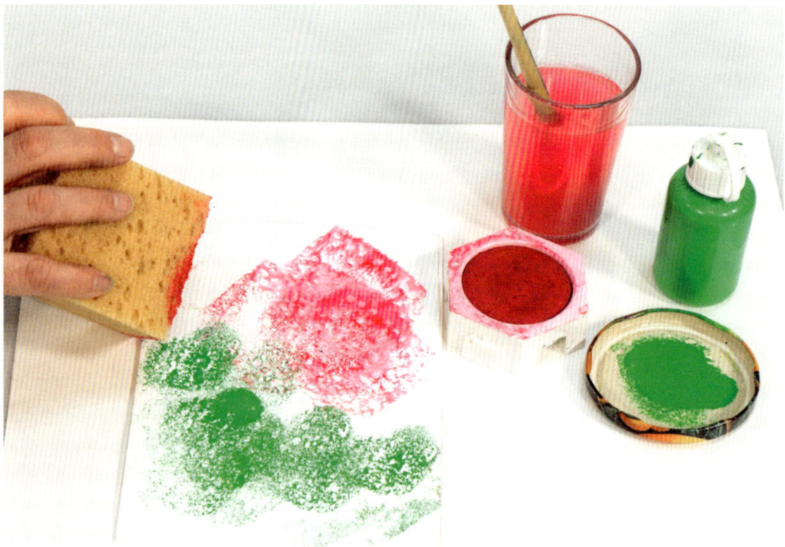

Manchmal ergibt sich beim Drucken eine so schöne Struktur, dass eine dritte Farbe zu viel ist. Sollte dies der Fall sein, dann können Sie die dritte Farbe weglassen. Wichtig ist es zu beachten, wie die betreffende Person entscheidet und was ihr gefällt.

- Je nach Möglichkeit, können Sie die Karte im Zimmer zum Trocknen an einen sicheren Ort legen. Räumen Sie nun die Nachttischplatte ab und klappen Sie sie wieder zurück. Schauen Sie die Hände der Person an und beseitigen Sie eventuelle Farbspuren. Nehmen Sie ihr die Schürze ab und ziehen Sie anschließend die Schutzfolie vom Bett.

Abschluss

- Sagen Sie ein paar freudige, lobende abschließende Worte und kündigen Sie an, dass Sie beim nächsten Mal die Karte schreiben bzw. das Bild als Geschenk einpacken oder die Geschenkpackung füllen werden.
- Stellen Sie das Bett auf die gewünschte Position und verabschieden Sie sich.

Lieblingsfotos

Mit Klammern und Schnur aufhängen

Fotos fördern die Erinnerung an Personen, an wichtige Ereignisse und Erlebnisse. Hängen wir für andere sichtbar unsere Fotos auf, werden wir gesehen und wahrgenommen.

Material

- 3–5 eigene Fotos *oder*
- mitgebrachte Fotos, die mit Erlebnissen, Vorlieben oder Interessen der Person zu tun haben und z.B. Städte, Tiere, Autos, Feste, Reisen, Wald zeigen
- Band, Schnur oder Kordel in gewünschter Länge, z.B. 1 m
- 3–5 (Wäsche-)Klammern
- 2 Befestigungsklebestreifen für Poster oder selbstklebende Wandhaken
- Schere
- Tablett oder Karton für das Material

Möchten Sie Fotos aus dem eigenen Besitz der Person für diese Aktivierung auswählen, ist es ratsam, in einer vorhergehenden Aktivierungseinheit gemeinsam vorhandene Fotos anzusehen und 3 bis 5 von ihnen auszusuchen. Bringen Sie selbst Fotos mit (verbunden mit Erlebnissen, Vorlieben, Interessen der Person), bieten Sie eine Auswahl von 8 bis 10 Fotos an und lassen die Person 3 bis 5 davon aussuchen.

Ablauf

- Beim Betreten des Raums kündigen Sie sich mit zugewandten Worten an, gehen auf die Person zu und begrüßen sie. Stellen Sie die bestmögliche Bettposition ein, damit die Person aktiv teilnehmen kann. Ist es nicht möglich oder erlaubt, eine liegende Position zu verändern, passen Sie sich an. Achten Sie dann bitte darauf, dass das Sichtfeld frei und der Blickkontakt gewährleistet ist. Legen Sie die Fotos und das Material auf der ausgezogenen Nachttischplatte aus und setzen Sie sich ans Bett. Wählen Sie selbst bitte Ihre Sitzrichtung (seitlich am Bett gegenüber oder in gleicher Blickrichtung). Bei hochgestelltem Kopfteil ziehen Sie bitte die Nachttischplatte über das Bett.

Variante Eigene Fotos der Person

- Die Person hat die Fotos schon in einem vorhergehenden Aktivierungsangebot ausgewählt (s.o.). Sehen Sie sich die Fotos miteinander an und legen Sie sie in eine gewünschte Reihenfolge. In dieser Reihenfolge werden die Fotos nun Schritt für Schritt angeklammert. Schwächere Personen übernehmen das Festhalten der Fotos. Geben oder schieben Sie der Person ein Foto in die Hand. Sie klammern es anschließend an das Band. Ist das Drücken einer Klammer für die Person möglich, übernehmen Sie das Festhalten und Ihr Gegenüber klammert an.

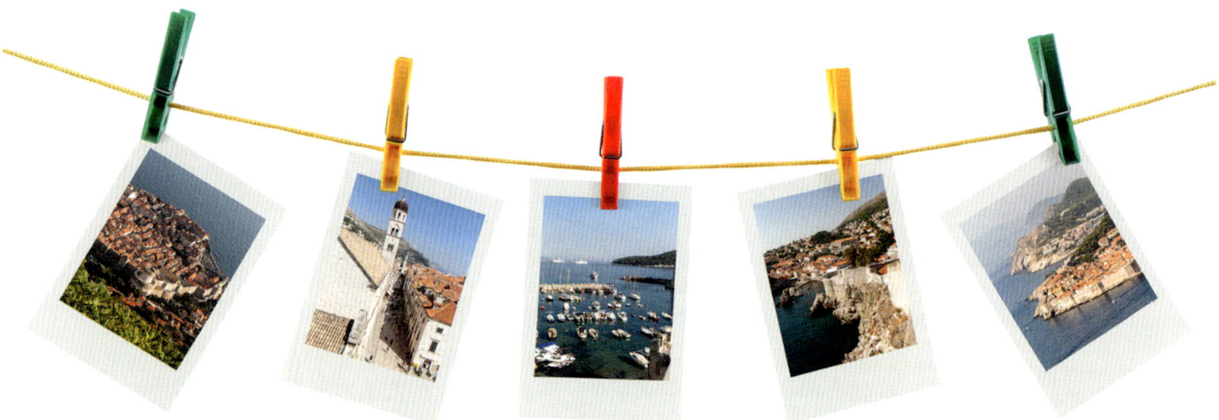

Variante Mitgebrachte Fotos

- Zeigen Sie nacheinander alle mitgebrachten Fotos. Im nächsten Schritt lassen Sie die Person mit ausreichend Zeit 3 bis 5 Fotos auswählen. Achten Sie bei der Auswahl auch auf die Mimik und andere Reaktionen. Nun legen Sie alle gewählten Fotos in eine mit der Person abgestimmte Reihenfolge und klammern Sie sie, wie schon beschrieben, miteinander an das Band.

Bei beiden Varianten Knoten Sie jeweils am Ende des Bands eine Schlaufe zum Befestigen und Aufhängen. Schieben Sie die Nachttischplatte außer Reichweite und lassen Sie bitte keine Schere liegen. Wählen Sie nun gemeinsam einen geeigneten Platz. Achten Sie bitte darauf, dass die Person die Fotos im Blick hat.

- Jetzt nehmen Sie die Klebestreifen oder Klebehaken und pressen diese fest an den Untergrund, um dann das Fotoband daran zu befestigen. Betrachten und bestaunen Sie gemeinsam die aufgehängten Lieblingsfotos.

Abschluss

- Räumen Sie das restliche Material auf, klappen Sie die Nachttischplatte zurück und bestaunen Sie noch einmal die schön aufgehängten Fotos.
- Mit zugewandten Worten und einem Blick auf die Fotos verabschieden Sie sich.

Die Autorin

Anja Böttcher-Kiefer arbeitet seit über dreißig Jahren im Bereich Geriatrie – fachübergreifend in der Orthopädie, Rheumatologie und Gerontopsychiatrie. Sie leitete bis April 2024 fast dreißig Jahre lang eine Ergotherapie-Praxis und war lange Zeit auch im Fachbereich der Kinderheilkunde tätig. Sie bildete sich weiter zur Bewegungstherapeutin für Seniorinnen und Senioren und ist Fachtherapeutin für demenzielle Erkrankungen. Sie hält Unterricht in der Ausbildung von Betreuungskräften und arbeitet als freie Dozentin für verschiedene Träger und Bildungszentren.